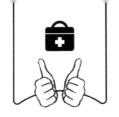

一天一分钟！

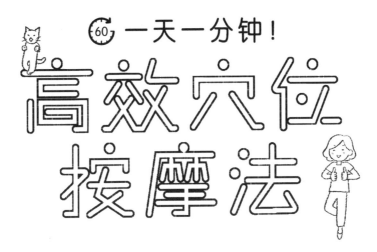

高效穴位按摩法

【日】高桥德 著
佟 凡 译

天津出版传媒集团

天津科学技术出版社

著作权合同登记号：图字02-2023-229号

图书在版编目（CIP）数据

　　一天一分钟！高效穴位按摩法 / (日) 高桥德著；
佟凡译. -- 天津：天津科学技术出版社，2024.2
　　ISBN 978-7-5742-1689-1

　　Ⅰ.①一… Ⅱ.①高… ②佟… Ⅲ.①穴位按压疗法
Ⅳ.①R245.9

　　中国国家版本馆CIP数据核字(2023)第229280号

一天一分钟！高效穴位按摩法
YI TIAN YI FENZHONG! GAOXIAO XUEWEI ANMO FA
责任编辑：孟祥刚
责任印制：兰　毅

出　　版：天津出版传媒集团
　　　　　天津科学技术出版社
地　　址：天津市西康路35号
邮　　编：300051
电　　话：(022) 23332490
网　　址：www.tjkjcbs.com.cn
发　　行：新华书店经销
印　　刷：河北鹏润印刷有限公司

开本 880×1230　1/32　印张 4　字数 54 000
2024年2月第1版第1次印刷
定价：52.00元

"啊，好累呀……"

感到疲劳时，大家是不是会自然而然地揉搓肩膀和脖子，

按压肩颈周围，或者用手指按手掌心呢？

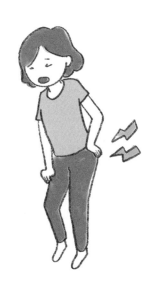

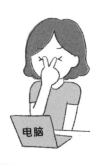

"哇，好舒服！"

如果你感到舒适，或许是因为你在不知不觉中按到了"穴位"。

因为在大多数情况下，神经丰富的"穴位"受到刺激后，会让我们感到舒适。

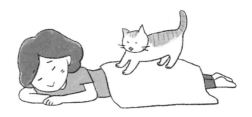

当你感到舒适时，身体中正在分泌"幸福激素"。后文中，我会详细为大家介绍这种名叫"催产素"的激素。

有效按摩穴位，能够改善女性的身体不适，调节容易发生紊乱的自主神经。

按摩穴位非常简单，却能带来各种各样的好处。

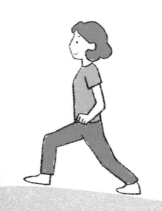

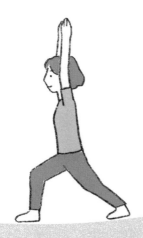

我原本是一名忠实信奉西方医学的医生，但在每天接触患者的过程中，我发现治好身体的并非是我们这些医生，而是"患者自己"。从那以后，我前往美国继续研究"自愈力"，并接触到了"穴位按摩"。

　　得益于我所拥有的西医知识，我能够结合"西医"和"中医"的优点，为大家介绍有效的穴位按摩方式。

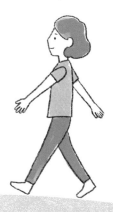

本书将为大家介绍一些不需要看医生，只需要按摩就能让身体不断分泌"幸福激素"的"药穴"。

请大家记住五大神穴，只需要按摩那里，就能让身体少生病。

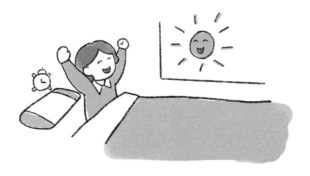

穴位按摩可以随时随地进行，所需时间短，是世界上最简单的养生法。

每天按摩穴位一分钟，收获健康的精神和身体。

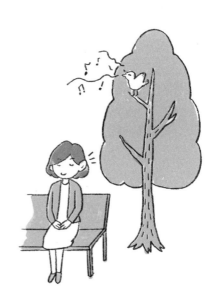

能带来幸运的人体穴位与催产素的秘密

第 1 章

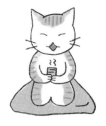

记住"五大神穴"，迅速收获健康

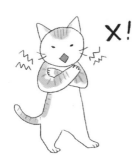

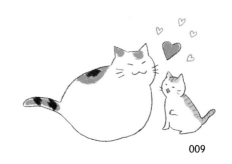

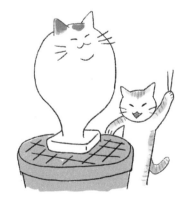

和焦躁、抑郁说"再见"！
让人重新活力满满的穴位

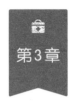

第3章

专栏

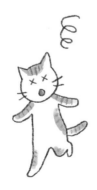

③　愈发受到全世界关注的针灸疗法⋯⋯⋯⋯⋯⋯⋯⋯⋯⋯ 048

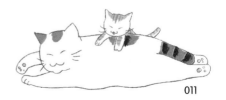

女性福音！
能造福皮肤、体型、头发的穴位

第4章

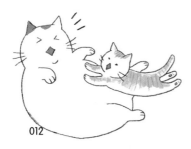

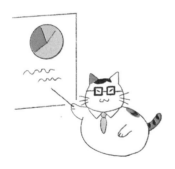

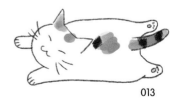

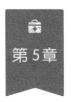

消乏解病，健康无忧！
能有效缓解常见不适的穴位

第5章

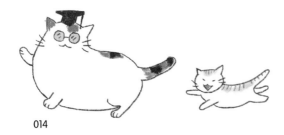

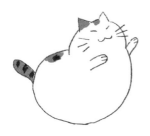

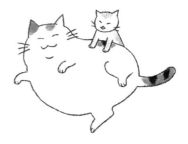

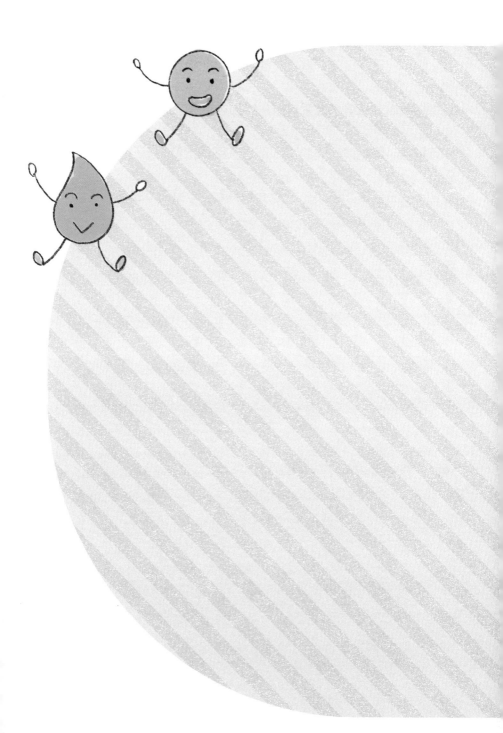

第1章

能带来
幸运的人体穴位与
催产素的秘密

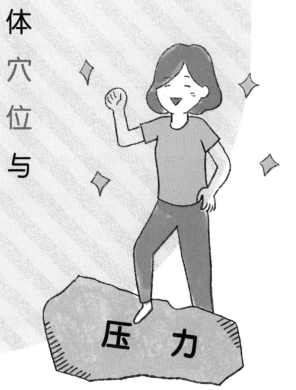

压力

🩺 穴位是什么？

提起"穴位"，我想很多人会想到穴位是能够治疗身体不适的部位，是"按过后会感到舒服的地方""能缓解肩膀和腰部酸痛"。可是，恐怕没有几个人知道为什么利用穴位进行治疗会有效。

穴位来源于中国传统医学，是中医中的概念。在中医理论中，为了维持生命活动，一种名叫"气"的能量会在人体内循环。"气"流经的通道叫作经络，人体主要有 12 条经络，左右对称。另外，经络上存在穴位，刺激穴位能够调节经络中流过的"气"，有益于身心健康。

然而在很长一段时间里，穴位的疗愈功能始终没有得到科学证明。在现代医学（西医学）系统中，穴位起效的原理并没有得到明确的解释。

于是，我开始在美国的密歇根大学、杜克大学和威斯康星医学院等地研究穴位治病的效果，研究利用穴位进行针灸治疗的效果及其原理。由此我发现了穴位有益于身心健康的秘密。其中之一就是催产素。催产素又被称为"幸福激素"，**是如今备受关注的物质。**通过刺激穴位，人体会分泌催产素，在催产素的作用下，身心烦恼能得到改善，比如体内的各种不适和疼痛、由压力等原因导致的精神症状。

世界卫生组织（WHO）认证的人体穴位共有361个，医生和针灸师会从中选择对症的穴位治疗病人。本书将为大家介绍5个对提高催产素的分泌量有显著效果的穴位。**只要重点刺激这5个穴位，再配合按压其他穴位，就能帮助解决身体上的大部分小毛病。**

在后文中，我将为大家详细说明催产素为何能改善人们的身心问题，催产素的具体功效，以及能够促进催产素分泌的5个穴位。

🧰 有关幸福激素"催产素"的真相

我们的身体会分泌多种激素，它们的作用是调节身体机能。要说最为人熟知的激素，大家或许会提到"女性激素"（雌激素、孕酮）。这两种激素如果分泌均衡，就能维持规律的排卵和月经周期，塑造充满女人味的身体曲线和细腻的皮肤。相反，如果这两种激素分泌异常，就会导致月经不调、不孕、皮肤老化等问题。

如今，已经发现了 100 多种像雌激素和孕酮这样，对健康和美容有影响的激素，其中之一就是有"幸福激素"别称的催产素。那么，催产素为什么会拥有"幸福激素"的别称呢？这是因为催产素有令人感到幸福的作用，能给人带来安心感和舒适感。

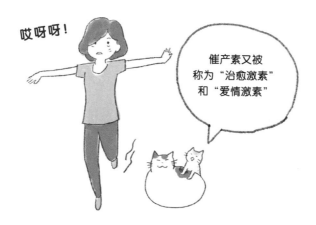

哎呀呀！

催产素又被称为"治愈激素"和"爱情激素"

催产素原本被认为是与妊娠、生产有关的激素。比如在女性生产时，催产素可以促进子宫收缩，会被用作加强阵痛的"阵痛促进剂"。另外，婴儿吮吸乳头可以促进母乳的分泌，因此催产素又被当作"母爱"的来源。

不过最近的研究发现，**催产素有缓解压力和保持情绪稳定的功能，且与年龄和性别无关，所有人都会分泌**。另外，还有研究表明，催产素有预防缓解腰痛、疼痛、便秘、失眠、高血压等不适的作用。

催产素是一种能让人恢复身心健康，保持积极心态的激素。

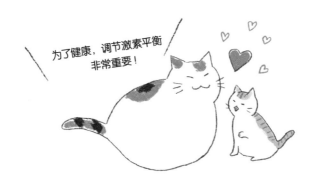

为了健康，调节激素平衡非常重要！

💼 多管齐下打造"抗压循环"，轻松度过每一天

首先，我来为大家介绍催产素在缓解压力方面的作用。

人人都会有压力，比如工作上要不断加班，无法处理好和领导、下属、亲友的人际关系，等等。尽管如此，有的人依然能够每天活力满满地工作、做家务，有的人却容易心情低落、食欲不振，甚至因为压力，身体和精神都受到了影响。我在美国时，对压力问题进行过多年的研究，产生了一个疑问："人们抗压能力的差距来自哪里呢？"我发现，答案是催产素的"抗压作用"。

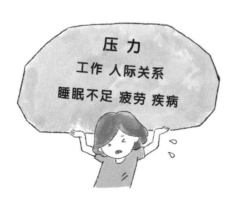

人们在感受到压力后，身体为了对抗压力，"压力激素"CRH（促肾上腺皮质激素释放激素）的分泌会增加。于是交感神经（详见11页）被激活，心跳频率、呼吸频率和血压上升，进入紧张及兴奋状态。可是如果保持重压状态，CRH就会分泌过量，对心脏和肠胃器官造成负担，导致身体出现问题，引发焦躁、失落等情绪，进入精神不稳定的状态。

　　这时，起重要作用的就是催产素。催产素的作用是抑制"压力激素"的过度分泌。我做的实验也能证明催产素具备缓解压力的效果。我的实验是将小鼠放入狭小的房间，一组注射了催产素，另一组没有注射催产素。没有注射催产素的小鼠会因为压力增加出现异常反应，比如拉肚子、横冲直撞；而注射了催产素的小鼠则不会产生以上异常反应，同时"压力激素"的分泌减少。

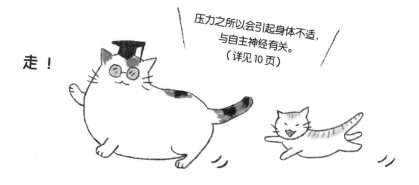

走！

压力之所以会引起身体不适，与自主神经有关。（详见10页）

另外，催产素还与血清素和多巴胺等大脑内部的物质（激素）有关。血清素同样被称为"幸福激素"，能起到安神静心、让人放松的作用。

多巴胺的别名叫作"动力激素"。多巴胺有提高干劲的作用，还能令人更加心情愉悦，帮助人们打起精神、集中注意力。血清素和多巴胺分泌量多的人，抗压能力更强，更能保持情绪稳定。

而催产素有促进这两种物质分泌的作用。随着血清素和多巴胺的增加，催产素的分泌量又会进一步增加，于是形成了良性的"抗压循环"。

除此之外，催产素还能促进神经递质 GABA（γ-氨基丁酸）的分泌。GABA 同样具有缓解压力，让兴奋的神经镇静下来的作用。

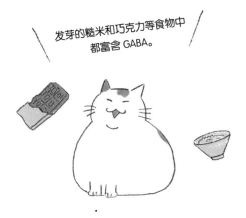

发芽的糙米和巧克力等食物中都富含 GABA。

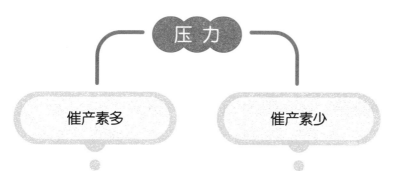

压力

催产素多

催产素少

- 抑制 "压力激素" 的分泌。
- 促进 "幸福激素" ——血清素和 "动力激素" ——多巴胺分泌。
- 促进可以缓解压力的神经递质GABA分泌。

压力增加, 进而会导致身体不适, 情绪不稳定 (胃炎、腹泻、高血压、失眠、焦躁、抑郁等)。

增强抗压能力

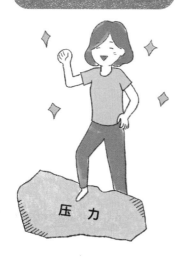

压力

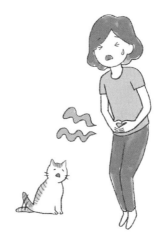

🧰 调节容易紊乱的自主神经

感受到压力时，我们可能会出现腹泻、心跳加快等症状。引起此类身体变化的原因之一，是"自主神经紊乱"。

自主神经是在我们无意识中调节控制身体机能的。举例来说，我们会无意识地重复吸气呼气的过程，通过心脏跳动把血液送往全身，这就是自主神经在起作用。另外，为了消化食物，肠胃会蠕动；为了调节体温，皮肤会出汗，这些都是在自主神经的控制下完成的行为。

综上所述，呼吸、内脏运转、调节体温和血压等身体机能依靠的都是自主神经。

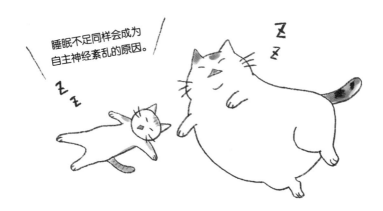

睡眠不足同样会成为自主神经紊乱的原因。

自主神经分为交感神经和副交感神经。交感神经主要在身体活动时占据优势，副交感神经则在身体休息时工作。两种神经保持平衡，才能让身体机能保持正常。如果由于某些原因这种平衡被打破，身体就会出现异常。

　　破坏自主神经平衡的一大原因正是压力。承受压力时，交感神经持续处于优势地位，会导致副交感神经无法顺利工作。于是全身会出现各种各样的症状，比如头痛、高血压、肩膀酸痛、心悸、头晕、腹泻、便秘、焦躁不安等。

　　不过体内能充分分泌催产素的人具有自行缓解压力的能力，所以能够防止自主神经紊乱。其原因在于催产素可以通过抑制压力激素的过量分泌，抑制交感神经的兴奋，顺利与副交感神经完成"工作交接"。

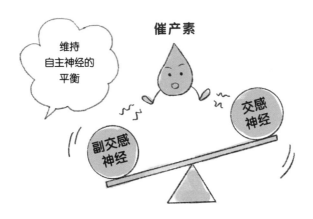

🏥 身体的疼痛竟然消失了？！

　　疼痛是传递身体异常信息的重要信号。比如摔倒受伤时，身体受到的刺激会从末梢神经出发，经过脊髓传递到大脑，由大脑识别为疼痛。

　　而另一方面，我们的身体具有主动缓解疼痛的功能。

　　因为持续的疼痛本身就是一种压力，所以我们的身体构造充分考虑到了为身体减压的需求。

　　感到疼痛和痛苦时，大脑里能分泌阿片类物质的神经会分泌神经物质内啡肽。内啡肽具有镇痛以及创造幸福感的效果。

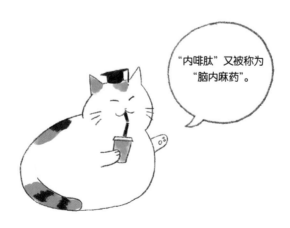

"内啡肽"又被称为"脑内麻药"。

内啡肽有一项著名的作用,就是"跑步者高潮"(runner's high)。人在进行长距离奔跑,身体持续感到难受后,身体会分泌内啡肽,消除难受和疼痛的感觉,获得陶醉感和兴奋感。

内啡肽与大脑和脊髓中与疼痛有关的开关"阿片受体"结合,能够缓解疼痛和难受的感觉。据说内啡肽的效果比医用镇痛剂吗啡强大数倍。

内啡肽是强力的天然止痛药,而催产素能够增强内啡肽的效果。

另外,研究表明催产素本身也具有镇痛作用。

只要分泌催产素,就能减轻疼痛,同时促进内啡肽的分泌,获得双重镇痛效果。

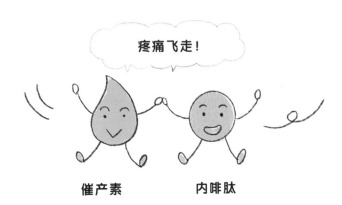

🧰 减肥和美肌，
身材苗条、皮肤光洁不再是梦

其实对女性来说，还有一件值得开心的事情，那就是催产素还有美容作用，其中一项就是"减肥"。

人在感受到慢性压力后，身体会由于"压力激素"的影响而囤积脂肪，这是身体面对压力时产生的一种防御反应。再加上抑制食欲的激素分泌量减少，会导致食欲旺盛。正因为如此，有人在感受到压力时，会为了减压而暴饮暴食，导致发胖。

如此前所说，催产素能够缓解压力带来的影响。如果身体能分泌足量催产素，就能抑制食欲，减少脂肪堆积，防止因压力造成肥胖。

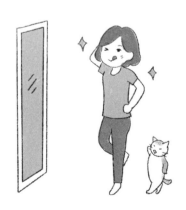

最近用小白鼠进行的研究发现，催产素能够减少食量、体重和体内脂肪，小白鼠的基础体重越重，摄入催产素后获得的效果更好。

接下来，我希望大家关注的是美肌效果。催产素在发挥缓解压力、调节自主神经的作用时，还能让我们的皮肤更好。如果自主神经因为压力发生紊乱，就会导致肠胃功能下降，出现便秘的症状，激素平衡被打破还会导致皮肤干燥。

化妆品厂家进行的研究表明，"催产素能加速皮肤的新陈代谢""催产素分泌越多的人皮肤越有光泽"。

如果增加催产素的分泌量，我们的体型和皮肤都会变得更好！

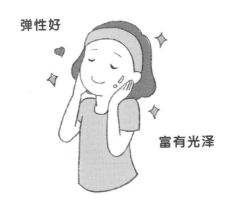

弹性好

富有光泽

用"令人感到舒适的刺激", 增加催产素的分泌量

催产素在下丘脑合成，由下垂体分泌，可以在大脑中发挥作用，或者进入血液在全身发挥作用。

事实上，催产素的分泌量能够自行增加，而方法之一就是刺激五感（视觉、听觉、嗅觉、味觉、触觉），关键点在于要是"令人感到舒适的刺激"。

当外界的刺激让我们心情愉悦，比如"看到美丽的景色""听到动听的音乐""闻到甜蜜的花香""吃到美味的食物"时，刺激信号会传递到下丘脑，增加催产素的分泌量。

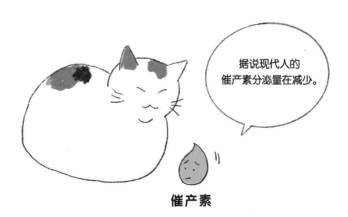

据说现代人的
催产素分泌量在减少。

催产素

通过刺激五感增加催产素的方法在医疗一线也被积极应用，在我的诊所也会采取各种各样的刺激方法，其中之一是"针灸"。刺激穴位具有调节身体状况的作用，用细细的针刺激穴位，能够缓解各种症状。

刺激皮肤能增加催产素的分泌量，刺激穴位周围效果更好。因为根据西医的理论，穴位是感觉神经密集的地方。用针扎穴位能强烈刺激大脑，更有效地增加催产素的分泌量。事实上，针灸确实能提高抑郁症、特异性皮炎、失眠患者的治疗效果。

话虽如此，但针灸治疗并不能由自己独立完成。不过大家不用担心，不用针，用手指按压穴位，同样可以增加催产素的分泌量。按摩穴位不需要选择特定的地点和时间就能轻松完成，所以推荐给所有人！

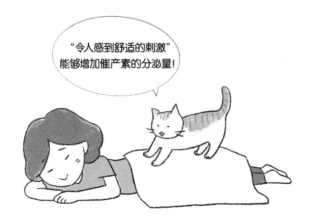

1 想增加催产素的分泌量，"接触"必不可少

世界上有一些地方被称为"blue zone"（蓝色地带），指的是长寿者多的地方，那里有很多超过 90 岁的人依然充满活力。全世界的蓝色地带包括意大利的撒丁岛、日本的冲绳、美国的洛马林达、哥斯达黎加的尼科亚半岛等。这些"长寿村"有几个共通点，那就是"每天坚持运动""健康的饮食""不吸烟""睡午觉"以及"积极与周围的人交流"。

积极与他人交流为什么有助于健康长寿呢？其中一个原因就在于能分泌更多的催产素。

被誉为"幸福激素"的催产素还有一个别称——情感激素。在与他人的交流中感受到爱，将爱传递给他人，就能让身体分泌大量催产素。

我们在与亲近的人牵手拥抱时，也会感到舒适和安心。这就是身体在分泌催产素的信号。如果想要增加催产素的分泌量，让身体更加健康，请多多与人接触。

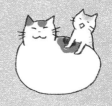

  这里所说的接触并非特指皮肤的直接接触，与人对视，与人交流，甚至只需要默默为某个人着想，就能增加催产素的分泌量。

  举例来说，大家可以尝试实践以下方法。

- 和搭档、朋友为彼此按摩。
- 对任何事情都怀有感恩之情，并表达"谢意"。
- 日行一善，得到他人的感谢。
- 发现下属、同事和朋友的优点并且提出表扬。
- 增加和家人、朋友一起吃饭的机会。
- 参与志愿者活动。

  不过大家并不需要因为与人交往很重要，而勉强自己和不喜欢的人打交道。会让你产生压力的人际关系会起到反作用。我希望大家重视的是能创造爱的交往，请大家一起构建"愉快舒适"的人际关系吧。

记住"五大神穴"迅速收获健康

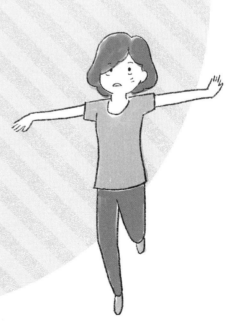

🩹 首先按摩这里！ 万能的"五大神穴"

　　人的全身有大约 361 个穴位，它们各有各的功能，比如"改善便秘""改善肩膀酸痛""改善痛经"等。不过其中并没有能"直接增加催产素分泌量的穴位"。其实无论按摩哪个穴位，只要产生舒适感，身体就能分泌催产素。

　　我在本章中将为大家介绍的是万能的"五大神穴"，按摩这些穴位一定错不了。它们是"合谷""风池""足三里""三阴交"和"肾俞"。只要按摩这五个穴位，就能改善女性容易出现的身体不适，从而让身体分泌更多的催产素。

让我们来按摩穴位吧~~

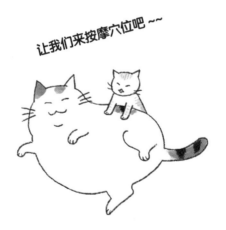

五大神穴之一 合谷

在人体穴位中，合谷穴是感觉神经最密集，最容易将刺激传递给大脑的穴位。自古以来，合谷穴就因为能够有效缓解头疼、视疲劳、肩膀酸痛等上半身的症状而广为人知。

对这些症状
有效！ >>>
- 头痛　　• 视疲劳　• 牙痛　　• 流鼻涕
- 咽喉痛　• 肩膀酸痛　• 手部冰凉
- 疲劳　　• 压力

如何寻找 >>>

在手背第二掌骨的中点，稍微靠近拇指一侧，即拇指与食指的交接处（虎口）。

要 点！

张开食指和拇指，两指间微微凹陷的地方就是合谷穴。也可将拇指、食指并拢，中间隆起肌肉的最高点处即是。

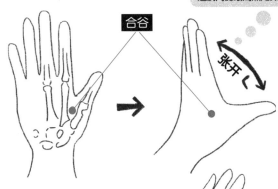

合谷　张开

按摩方式 >>>

用另一只手的拇指和食指夹住两根手指的指间，拇指稍稍用力，用画圆的方式按压。

五大神穴之二 风池

　　风池穴位于后脑勺和脖子的交界处，这里有自主神经中枢"延髓"，所以按摩风池穴能起到有效调节自主神经的效果。另外，按摩风池穴还可以缓解颈部肌肉紧张，改善血液循环。

对这些症状有效！ >>>	● 头痛　● 脖子酸痛　● 肩膀酸痛 ● 头晕　耳鸣　● 视疲劳 ● 感冒症状　● 困倦　● 高血压

如何寻找 >>>

头略低，双掌掌心贴住耳朵，十指自然张开抱头。拇指向上移动，移至脖子与发际交接处的凹陷，即为风池穴。

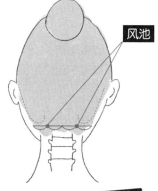

风池

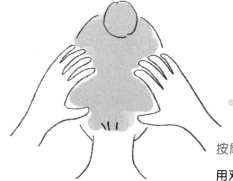

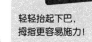

要点！

轻轻抬起下巴，拇指更容易施力！

按摩方式 >>>

用双手拇指按住穴位，用其他手指支撑头部。

足三里

这是一个通过脊髓，可影响消化系统的穴位。按压足三里具有调节肠胃功能的效果。足三里是著名的"健步穴位"，据说松尾芭蕉（日本俳句家）曾在旅途中灸治足三里，以便缓解疲劳。

对这些症状
有效！ >>>
● 胃痉挛　● 食欲不振　● 腹泻
● 腿部浮肿　● 腿部疲劳　● 全身疲劳

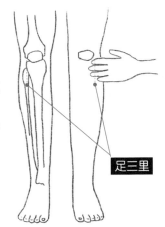

如何寻找 >>>

如图，四指并拢，将食指放在膝盖下方靠外侧的凹陷处，在小指指尖附近凹陷最明显的位置。

足三里

按摩方式 >>>

用双手握住小腿，双手拇指按住穴位按压。

五大神穴之四 三阴交

三阴交通过脊髓与子宫、卵巢相联系，因对缓解妇科疾病的症状格外有效而闻名。按摩三阴交可以改善全身的血液循环，能有效缓解浮肿和体寒等症状，消除多种困扰女性的烦恼。

对这些症状
有效！ >>>
- 痛经　　● 月经不调　● 上火　　● 不孕
- 体寒　　● 腿部浮肿　● 腹泻、便秘等

如何寻找 >>>

如图，将四指并拢放在脚踝内侧最上方，食指所在高度的小腿骨内侧边缘处。

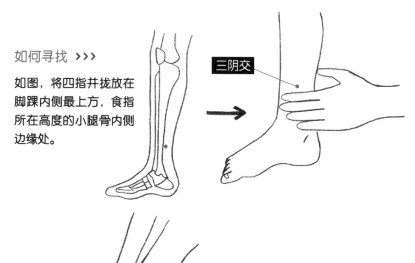

三阴交

按摩方式 >>>

两手握住脚踝，用双手拇指按住穴位按摩。

五大神穴之五 **肾俞**

从名字就可以看出，肾俞穴是与肾脏有关的穴位。它的位置靠近肾脏，按摩后能增强肾功能，因此能够改善尿频、漏尿等问题。由于肾俞穴靠近腰部，因此还能够缓解腰痛和胃痛。

对这些症状 >>> ● 尿频 ● 漏尿 ● 腰痛 ● 胃痛
有效！   ● 胃痉挛 ● 耳鸣 ● 疲劳 ● 浮肿

如何寻找 >>>

在腰最细的地方，从脊柱向左右两边各隔开两根手指的位置。

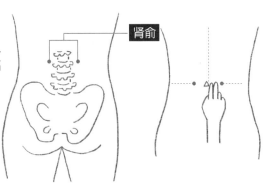

肾俞

按摩方式 >>>

仰面躺下，双手握拳顶住两侧的穴位，用体重刺激穴位，就能轻松地独立完成按摩。也可以把手放在腰部用拇指按摩。

按摩时应该用多大的力量？

正确的力度应是"又痛又舒服"！

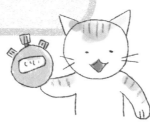

要想增加催产素的分泌量，重点在于施加"令人感到舒适"的刺激。如果刺激太强，令人感到"疼痛"，就会产生反作用。

而如果按摩力度太轻，就无法产生舒适感，导致效果减半。

按摩穴位时，最有效的方式是用手指以适当力度按压，产生"又痛又舒服"的感觉，最大限度地增加催产素的分泌量。

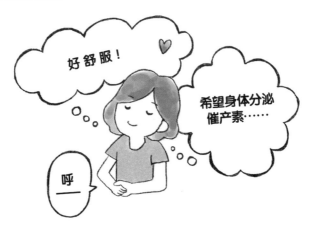

好舒服！

希望身体分泌催产素……

呼
——

Q 应该按压穴位几秒钟？

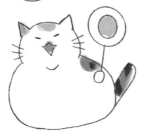

每次3~5秒

　　按压时间并没有严格的规定，不过建议每次按压的时间保持在3~5秒。

　　按3~5秒后放松，休息3~5秒后继续按压，基本上要按照这种节奏重复。

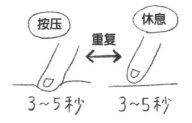

＋ 要点!

结合呼吸法后效果倍增!

　　按摩时，如果能注意控制呼吸节奏，效果会更好。吐气时按下，吸气时松开。吐气时身体会放松，所以更容易感受到按摩穴位产生的刺激。

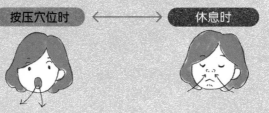

每回要按摩多少下？

轻轻松松

哪怕只按3~5下也会有效果！

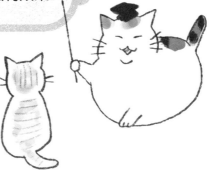

➕ 要点!

心诚则灵！

就算是没有药效的"假药"（安慰剂），只要患者相信它是药，吃下去后都会起效，这就是"安慰剂效应"。除了药物治疗之外，其他治疗方式同样会产生安慰剂效应，治疗效果会随着患者的心情产生巨大的变化。

按摩穴位同样如此，对于相信"会有效"的人，效果会更好。刺激穴位时，重要的是坚信"这样做，讨厌的症状就会消失"。

总觉得身体好像变好了♪

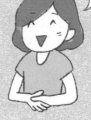

Q 每天要按摩多少回？

要按摩吗?

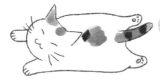

只要想按，随时随地都能按!

并不存在"每天必须按摩多少回"的规定。相反，如果按摩变成每天"不得不做"的事，反而会带来压力，因此我并不推荐规定次数。

想按摩的时候，随时随地都可以按，比如"工作的休息时间""在家看电视的时候""睡觉前"，等等。

不过，在发高烧、酒后、饭后按摩，有可能导致症状恶化或者身体不适，所以最好避开这些时间段。

Q 怎样顺利找到穴位？

可以参考穴位的
状态和反应!

穴位的标志可以是骨头和肌肉的突起处、凹陷处、皮肤的皱褶等，可按照"隔开几根手指"为度量来寻找。找到像穴位的地方之后，可以用眼睛看，或者通过触摸来观察。按压穴位会产生独特的状态和反应，可以作为寻找穴位的线索。举例来说，按压穴位时感受到的刺激会比按压其他位置时更强烈，或者产生硬邦邦的僵硬感。

**按摩时的
状态、反应举例**

● 碰触后微微凹陷
● 按压后刺激一直传递到身体内部
● 有僵硬感
● 皮肤粗糙
● 只有穴位周围感到冷或者热

按摩穴位的方法不仅只有"用手指按压"，还可以使用工具按压或者揉搓按摩，方法多种多样。请大家选择让自己感到舒适的方法来按摩穴位吧！

喵!

用笔或者刷子按摩穴位 >>>

大家可以使用工具按压穴位，而不是手指。比如用笔按压胳膊和腿部的穴位，用棉签（详见59页）等纤细的棒状物按摩面部等柔嫩的部位，可以用较小的力量定点按摩。

按摩头部穴位时可以选择梳子，除此之外，还可以用市面上按摩穴位的专用工具。

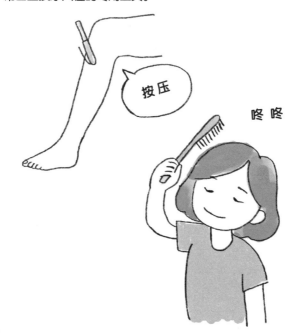

按压

咚咚

用球按摩 >>>

背部的穴位很难自己按摩，我推荐大家使用小球。面朝上躺倒或者靠在椅背上，将网球或其他软球放在背后，就能按摩穴位。

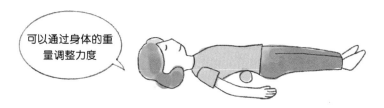

可以通过身体的重量调整力度

捏、揉 >>>

穴位不仅可以按压，还可以通过捏、揉的方式，模仿按摩时的手法刺激穴位，同样有效。耳朵上的穴位用捏的方式更容易按摩；揉搓整条腿，能同时按摩到足三里、三阴交等众多穴位。

摩挲 >>>

按摩感觉僵硬或者疼痛的部位时，摩挲比按压更加舒适。请大家让身体感受到手的温度，用自己感觉舒适的力度快速摩挲穴位周围吧。

热敷 >>>

自古以来就有灸法治病，用热刺激穴位同样有效，特别是对体寒以及痛经的人，可以使用一次性暖宝宝、热水袋、吹风机等工具对穴位进行热性刺激，效果显著。我推荐大家使用装有热饮的瓶子或者热咖啡罐进行热敷。

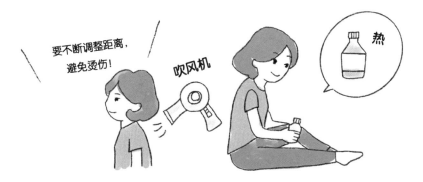

要不断调整距离，避免烫伤！

吹风机

热

② 促进催产素分泌，活力充沛每一天

● 沐浴朝阳

血清素（详见 8 页）与催产素关系紧密，晒太阳能增加血清素的分泌量。血清素增加，就能促进催产素的分泌，所以每天晒太阳的时间要超过 5 分钟，特别是朝阳效果更佳。因为清晨的阳光能重置生物钟，调节身体的节奏。

● 养成散步的习惯

适量的运动，尤其是有一定节奏的走路和长跑等运动，具有增加血清素分泌的效果。养成早晨散步 30 分钟的习惯，就能得到晒太阳和运动的双重效果。

● 对宠物和植物倾注爱意

我还推荐大家养宠物和植物。与为他人着想一样，对小猫小狗和观叶植物倾注爱意，也能促进催产素的分泌。

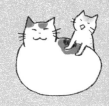

● 肚子饿的时候吃最想吃的食物

　　如果能吃到自己从心底里想吃的食物、喜欢的食物，就
能从心底里感受到食物的美味，从而充满幸福感。特别是在
肚子饿的时候能吃到饭，满足感会翻倍！从而在大脑中营造
出容易分泌催产素的环境。

● 想一想喜欢的人

　　就算见不到喜欢的人，也可以通过想他来促进催产素的
分泌。通过思念、感谢对方来享受幸福吧。这种方法在睡前
格外有效，分泌催产素能让人放松，在放松的状态下进入梦
乡，还能够提高睡眠质量，因此推荐给大家。

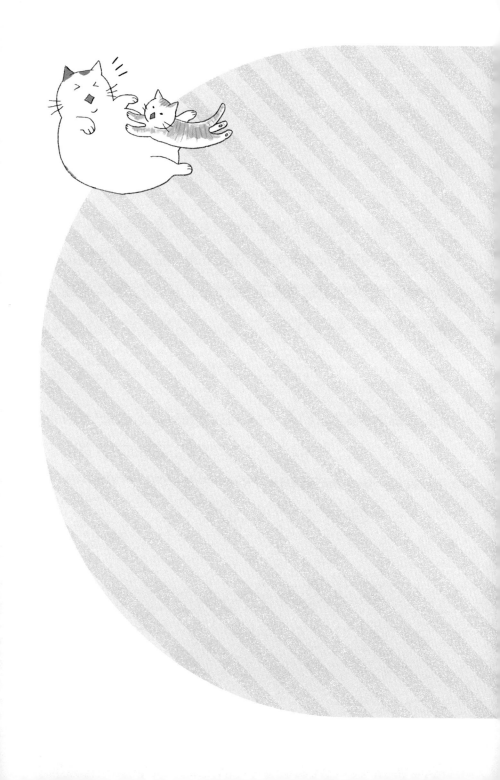

第 3 章

和焦躁、抑郁说"再见"！让人重新活力满满的穴位

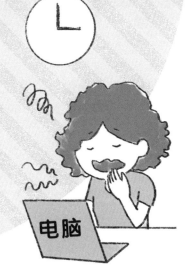

电脑

能有效减轻焦躁的穴位

五大神穴中格外重要的穴位！

风 池　　　**合 谷**

　　风池穴能有效调节自主神经，合谷穴以缓解压力的效果为人们所熟知，焦虑的人可以重点按摩这两个穴位。

这个穴位同样有效！
神 门

　　在中医学中，"心神"指的是精神、感情、意识，神门穴是与精神相通的穴位。按摩神门穴，可以起到平复心情和思绪的效果。

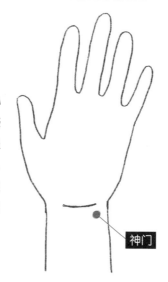

神门

如何寻找 >>>

沿着手腕处的横纹，找到靠近小指的凹陷处。或从拇指下方沿着腕横纹寻找，直到手掌根部末端的凹陷处。

神门穴对治疗便秘、失眠同样有效！

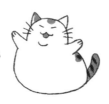

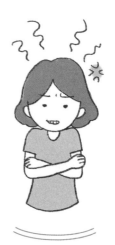

用"咒语"打败"怒气"

　　人们常说人类是感性的动物，生气是正常的情绪。可是一旦怒气上涌，就有可能身不由己地提高声音，控制不住焦躁的情绪，做出让自己后悔的事情……因此有意识地熟练控制情绪十分重要。

　　据说瞬间涌起的怒意在峰值时会停留6秒，如果能在这段时间里保持冷静，就能逐渐平复情绪。比如找到一个"咒语"，让自己在生气时平静下来，就不失为一个好办法。大家可以选择适合自己的咒语，比如"这是没办法的事，没办法的事""生气会长皱纹，保持微笑，保持微笑"，等等。

【生气时的应对方法】

- 重复能让自己平复心情的话
- 写出生气的原因
- 多做几次深呼吸

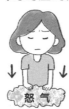

怒气

- 用数值表现怒气等级
- 换一个地方，比如去洗手间等

要点!

可以把装有热饮的瓶子或者热咖啡罐放在穴位上热敷。

按摩方式 >>>

用拇指按住穴位，用其他手指握住手腕进行按摩。

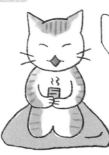

热乎乎的，心情平静下来了~♪

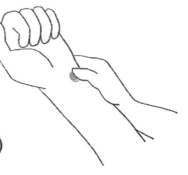

能
有
效
改
善
情
绪
低
落
的
穴
位

打捞消沉、低落的情绪！

五大神穴中格外重要的穴位！

风 池	合 谷

　　自主神经紊乱不仅会影响身体健康，还会影响精神健康。风池穴能有效调节自主神经，合谷穴容易将刺激传递到大脑，起到缓解压力的效果，情绪低落的人请积极按摩这两个穴位。

这个穴位同样有效！

膻　中

　　位于胸部中央，在"胸闷烦躁"的时候刺激效果很好。膻中穴具有安神的作用，能消除低落的情绪。对焦躁和紧张同样有效。

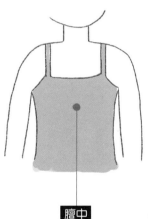

膻中

如何寻找 >>>

两侧乳头连线的中点。

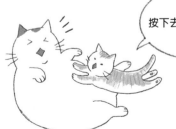

按下去会痛的地方！

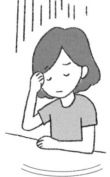

肩膀不僵硬，精神不紧绷
"缓解肩膀僵硬的毛巾练习法"

在为患有抑郁症的患者看诊时，我发现有八九成的人会出现肩膀僵硬的症状。肩膀僵硬，肌肉紧张，就会导致位于肩膀下方的自主神经出现异常。要想平复情绪，放松肩膀非常重要。按摩穴位自然有效(详见56页)，不过通过运动促进血液循环同样重要。我推荐大家做一做毛巾练习。

【有效缓解肩膀僵硬的毛巾练习】

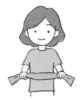 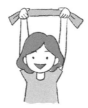 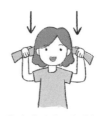

① 双手握住毛巾，两手间距离与肩膀同宽。

② 双手上举，将毛巾举过头顶。

③ 弯曲手臂，将毛巾放在脑后，注意肩胛骨向中央收紧。重复10次。

要点!

把装有热饮的瓶子放在穴位上，用热度刺激穴位，可以舒缓情绪，放松身体。

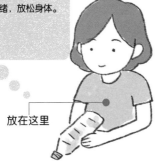

放在这里

按摩方式 >>>

手握拳，用中指关节按压。

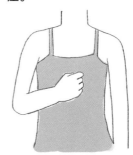

从无精打采到干劲十足！

能有效解决萎靡不振的穴位

五大神穴中格外重要的穴位

合 谷

合谷穴是感觉神经丰富的穴位，所以容易将刺激传递给大脑。按摩合谷穴能保持头脑清晰，提升精力和注意力。同时还能起到缓解疲劳的作用，在浑身无力、没有干劲的时候也能起效。

这个穴位同样有效！

气 海

中医学中，"气"指的是身体的能量。气海穴就是身体能量聚集的地方。按摩气海能让能量在体内循环，令人恢复活力。

气海

如何寻找 >>>
肚脐下方两指宽处。

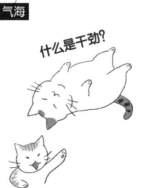

什么是干劲？

气海穴也有缓解腹部不适，改善痛经、月经不调的效果。

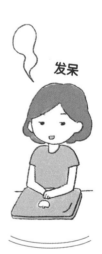

发呆

让你积极振作、集中注意力的"声音魔法"！
"听音"正念减压法

正念减压法具有集中精力、提高干劲和集中注意力的作用，其方法多种多样，有深呼吸、走路、冥想等，我要为大家介绍的是集中精力倾听周围环境中的声音，进行冥想的方式。无论身在家里还是户外，只要在能够集中精力倾听声音的环境中，都可以进行。

【"听音"正念减压法 公园篇】

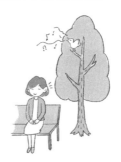

① 坐在公园长椅上，在周围的声音中选择一种，集中精力倾听。比如专心听鸟叫声，保持1分钟。

② 选择另一种声音，比如孩子们的欢闹声、风声或者喷泉的声音，仔细倾听1分钟。一共重复5次。

③ 最后集中精力倾听周围所有的声音。

要点!

早晨时间充裕时，用热水冲气海穴周围，保持1分钟，就能神清气爽，开始积极的一天！

按摩方式 >>>

食指和中指并拢，双手交叠压住穴位，用轻柔的力量缓缓按摩。

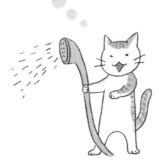

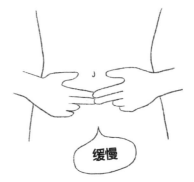

缓慢

五大神穴中格外重要的穴位

风 池　　　　合 谷

犯困的原因之一是脑供血不足。按摩风池穴与合谷穴，可以促进脑部血液循环，有效增加送往大脑的氧气量。

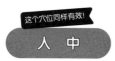

这个穴位同样有效！

人 中

人中穴与大脑相近，按压人中可以增加流向大脑的血量，有提神效果。人中穴又叫"水沟"穴，有调节体内水分的作用，能有效预防中暑、流鼻涕、鼻塞、面部浮肿等症状。

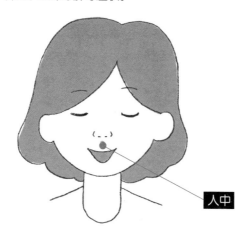

人中

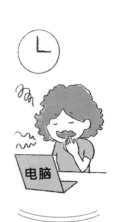

电脑

如何寻找 >>>

鼻子下方鼻唇沟的中央。

用 "精油" 刺激大脑，赶走困意!

精油不仅能够放松身心，起到镇静效果，还能促进大脑的活动，有提神的作用。从鼻子吸入的香味能直接刺激大脑，提神醒脑，提高注意力。以下这些精油有提神效果。

● 薄荷精油 常用于口香糖和牙膏中，其香味自带有一种清凉感。

● 迷迭香精油 迷迭香是做饭时常用的一种香草，其独特强烈的香味和薄荷类似。

● 柠檬精油 它的果香大家都很熟悉。不仅是柠檬，柑橘系的香味都有提神效果。

● 茶树精油 从原产于澳大利亚的桃金娘科澳洲茶树的叶子中提取，是一种清爽的木质香，有杀菌效果。

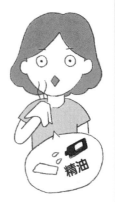

想要赶走困意时，只需要在纸巾上滴1~2滴精油直接闻就好。

要点!

弯曲食指第二关节按压，更容易使力。

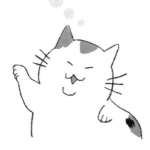

按摩方式 >>>

采用指压法，用食指指腹按压穴位。

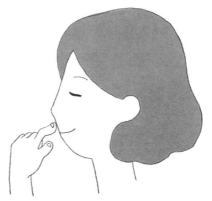

五大神穴中格外重要的穴位

合谷　　　**风池**

自古以来，人们就认为合谷穴有缓解压力的效果，请大家重点按摩合谷穴与能有效调节自主神经的风池穴吧。

这个穴位同样有效！

劳宫

劳宫穴，顾名思义，是在劳累之后可以休息的地方（宫殿），按摩这里能稳定心神，缓解紧张和担心的情绪。在手心写一个"人"字，然后把手放到嘴边吸气，似乎把人字吞了下去，这是缓解紧张情绪的魔法，据说正是因为劳宫穴的作用。

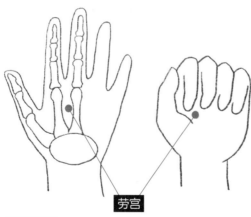

劳宫

如何寻找　>>>

轻轻握拳屈指，劳宫穴就在中指指尖下方处。

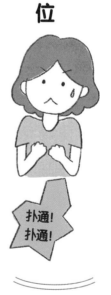

扑通！
扑通！

用"敲击"放松身心

敲击这种对皮肤的舒适刺激能增加催产素的分泌量。按摩穴位时除了指压法，还可以使用"敲击"法。敲击指的是用指尖轻轻敲击面部、头部、肩膀、背后的养生方法，能缓解身体和精神的紧张，放松身心。请在格外紧张和不安时尝试。

【敲击法】

① 放松肩膀，闭上眼睛。
② 用除了拇指之外的四根手指的指腹轻轻敲击面部各处。按照一定的节奏轻轻敲击，力度以刚好能感受到敲击为佳。
③ 用同样的手法敲击头部各处。

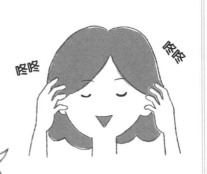

让家人和朋友帮忙同样有效！可以请他们帮忙敲击背部、肩膀和头部。

按摩方式 >>>

拇指竖起，用较强的力量按压。

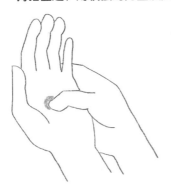

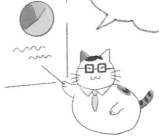

在发表重要方案、参加考试或者出席展示会前，按摩劳宫穴可以安神静心。

047

3 愈发受到全世界关注的针灸疗法

针灸治疗是用针法和灸法刺激穴位，缓解各种身体和精神不适的治疗方法。针灸起源于中国，在日本已经有1500多年的历史，最近，随着研究的不断发展，已经可以用科学证明针灸的效果了。在大家的印象中，针灸或许只是用来治疗肩膀酸痛和腰痛的，其实，对各种各样的疾病，针灸都能发挥作用，比如哮喘、特异性皮炎等过敏性疾病，月经不调、不孕等妇科疾病，肠胃不好等消化系统疾病，以及癌症的疼痛，等等。

如今，越来越多的大学附属医院和诊所开始引入针灸治疗，开设了"针灸门诊""东方医学科"等可以施行针灸治疗的专业科室。

不仅是日本，世界卫生组织（WHO）也承认了针灸治疗的效果，如今在世界许多地方，针灸治疗广泛应用于临床，受到的评价越来越好。比如在我从事研究的美国，针灸治疗应用于外科的疾病（肩膀酸痛、腰痛等）自不必说，针对压力和倦怠等精神问题的治疗也会使用耳针。

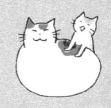

　　举例来说，在 2001 年 9 月 11 日美国发生恐怖袭击后，纽约的医院为在恐怖袭击中遭受精神创伤，为不安和失眠所苦的患者进行了耳针治疗，结果很多人在没有使用镇静剂的情况下得以平复情绪，失眠的问题也消失了。参与救援行动的消防员也接受了耳针治疗，治疗过后，他们终于能够在不服用安眠药的情况下安眠了。

　　后来，全世界许多遭遇地震、山火、台风等灾害的人，以及退伍军人，都受益于耳针治疗，帮助他们缓解不安和压力。在美国军队中，在治疗那些有战场经历，或在残酷训练中积累了精神上的压力的人，以及需要为病人缓解腰痛等疼痛时，都会推荐耳针治疗。

　　除此之外，针灸治疗在英国、德国、意大利等欧洲国家同样盛行，据说在英国，针灸被用来缓解癌症等疾病产生的疼痛，治疗抑郁症等。针灸治疗的效果在世界各国备受瞩目。

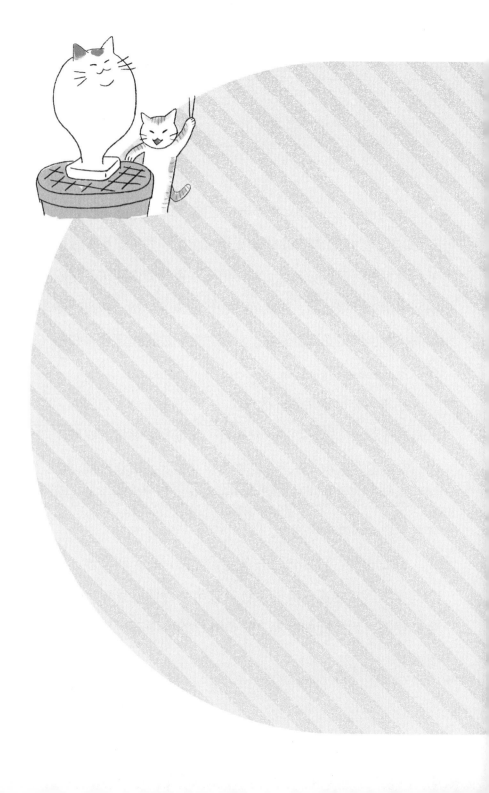

第 4 章

女性福音！

能造福皮肤、体型、

头发的穴位

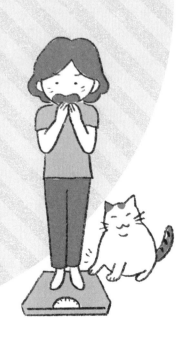

能有效改善皮肤干燥的穴位

谁不想拥有光滑水润的皮肤！

五大神穴中格外重要的穴位

三阴交　　　　**合谷**

皮肤粗糙的一大原因是体内积攒了废物和毒素。肝脏和肾脏负责排毒，三阴交能增强肝脏和肾脏功能，进而改善和预防皮肤干燥。按摩能缓解上半身不适的合谷穴同样有效。

这个穴位同样有效！

手三里

肠胃不适，皮肤就容易干燥。手三里有调节肠胃功能的作用，能预防、改善皮肤干燥问题。

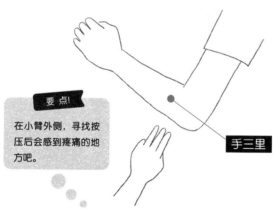

要点!

在小臂外侧，寻找按压后会感到疼痛的地方吧。

手三里

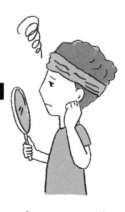

如何寻找 >>>

弯曲手臂时，从肘横纹尽头桡侧（拇指一侧）向手腕方向隔开三根手指处。

"美肌药膳"，**调整皮肤状态!**

要想调节皮肤的状态，饮食同样重要。最好能保持营养均衡，尽可能避开会增加体内毒素的食品添加剂。另外，如果能摄入对皮肤有好处的食物就更好了。当然，这些都是老生常谈了。

在以中国传统医学为基础的"药膳"理论中，人们认为吃补血的食物能让皮肤水润光泽，因为血液可以将氧气和营养输送给皮肤。补血的食物有黑芝麻、木耳等黑色的食物，以及蛋黄、猪肝、牛奶等。

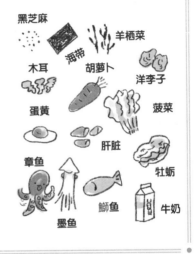

哪些食物可以用来做药膳，让皮肤变得水润?

黑芝麻　海带　羊栖菜　木耳　胡萝卜　洋李子　蛋黄　菠菜　肝脏　牡蛎　章鱼　鲥鱼　牛奶　墨鱼

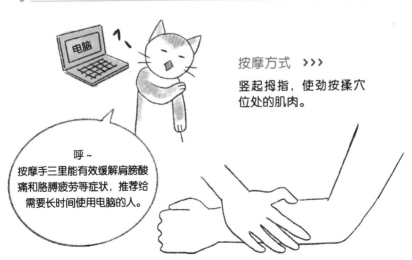

电脑

按摩方式 >>>

竖起拇指，使劲按揉穴位处的肌肉。

呼~
按摩手三里能有效缓解肩膀酸痛和胳膊疲劳等症状，推荐给需要长时间使用电脑的人。

五大神穴中格外重要的穴位

合 谷　　　肾 俞

五大神穴都有预防压力型肥胖的效果，其中按摩合谷穴效果最佳。另外，肾俞穴自古以来就被认为是能加快新陈代谢的穴位，因此按摩肾俞穴同样对减肥有效。

这个穴位同样有效!
贲门反射区

与食欲、肠胃功能有关的反射区，位于耳朵上，与大脑的饱腹中枢通过神经相连，按摩后能起到抑制食欲的效果。

如何寻找 >>>

在耳朵里的软骨突出部位的下侧，如图。

快用镜子照着找到位置后按摩吧!

你对自己的体型满意吗？

能有效改善肥胖问题的穴位

贲门反射区

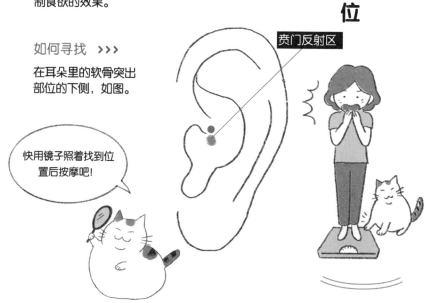

利用碎片时间
通过"深呼吸"打造易瘦体质!

很多人虽然明白减肥时运动是不可或缺的，却常常难以坚持。我想推荐给这些人的是"兼职运动"——在碎片时间里或者有兴致的时候活动身体，比如在工作间隙做拉伸，在坐公交时踮起脚尖或者单脚站立，等等。

我要推荐给大家的是只需要收腹的"深呼吸"运动：只需要收腹，并且保持10~30秒，就能锻炼深层肌肉。无论是站立是坐下，还是躺在床上，甚至走在路上时，都可以做这项运动，所以请大家养成在碎片时间里练习深呼吸的习惯吧。

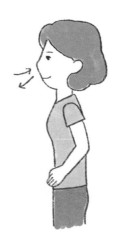

挺直背部，一边缓慢呼吸一边保持腹部收紧，保持10~30秒。不要屏住呼吸，要持续进行胸式呼吸，每次做三组。

要点!

饭前按压2~3分钟即可。

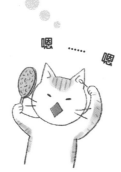

嗯……嗯

按摩方式 >>>

使用棉签更容易按压到反射区，也可以用拇指指腹按压。

能有效缓解肩膀僵硬的穴位

五大神穴中格外重要的穴位

| 风 池 | 合 谷 |

风池穴具有缓解肩颈肌肉僵硬的作用。合谷穴能有效缓解上半身出现的各种症状，对缓解肩膀僵硬同样有效。

这个穴位同样有效！

肩 井

缓解肩膀僵硬的代表性穴位。能改善穴位下方的血液循环，减轻肩膀僵硬的症状。同样能有效缓解体寒和头痛。

如何寻找 >>>

低头时，将脖子后方突出的骨头和肩头连成一条线，肩井就位于这条线的中点。

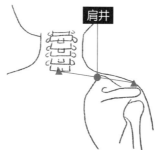

肩井

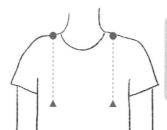

要点！

位于乳头直上与肩线相交处，按压时能明显感觉到酸痛。

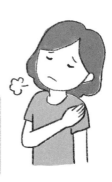

沐浴+拉伸

能缓解长期身体僵硬!

　　长时间的案头工作、运动不足、压力引起的自主神经紊乱，都会导致血液循环不畅，疲劳物质聚集在肌肉里，这就是肩膀僵硬的原因。要想改善肩膀僵硬的问题，重要的是改善血液循环，缓解肌肉紧张。

　　我要推荐给大家的是沐浴+拉伸。先泡在温水里，水要没过肩膀，等身体暖和了之后再活动肩膀周围，进一步放松肌肉。不过沐浴时间过长会给身体造成负担，所以应该控制在10~20分钟为宜。

【可以采用下列拉伸方式! 】

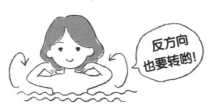

反方向也要转哟!

双手放在双肩上，打开胸部，肩膀向前后各旋转10次，要注意逐渐加大肩胛骨的活动幅度。

使劲提起肩膀，再呼一口气放松，重复10次。

左手按右肩，右手按左肩，这样更容易用力。

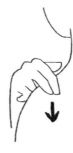

按摩方式 >>>

食指和中指并拢，放在穴位上垂直按压。

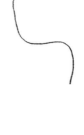

能有效缓解浮肿的穴位

你『肿了吗？』

五大神穴中格外重要的穴位

足三里　　　　**三阴交**

五大神穴可以调节自主神经，促进血液循环，更容易排出体内多余的水分，进而改善浮肿。要重点按摩能促进全身血液循环的三阴交，以及能有效改善腿部不适的足三里。

这个穴位同样有效！

四 白

能有效改善面部浮肿的穴位。以眼睛为中心，促进面部的血液循环和沉积废物的排出，还能有效缓解因视疲劳和血液循环不良导致的黑眼圈。

四白

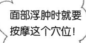

如何寻找 >>>

在双眼瞳孔的正下方，从眼睛向下隔开一指距离的微微凹陷处。

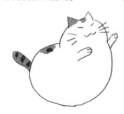

面部浮肿时就要按摩这个穴位！

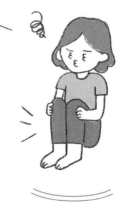

锻炼腿部肌肉，改善浮肿问题
"脚尖深蹲"

　　如果因为运动不足导致下半身肌肉力量差，那么将血液送回心脏的力量就会减弱，从而加重浮肿症状。为了改善和预防腿部浮肿，让我们来锻炼下半身的肌肉吧。

　　我想为大家推荐的是深蹲加上跷脚的"脚尖深蹲"。它既能锻炼大腿和臀部的肌肉，还能锻炼小腿的肌肉。小腿被称为第二个心脏，锻炼小腿肌肉能有效改善浮肿和体寒。

【脚尖深蹲的做法】

① 双腿分开，与肩同宽，脚尖朝前。慢慢弯曲膝盖，臀部向下坐，一直到大腿与地板平行为止。

② 缓缓起身站直，抬起后脚跟，用脚尖站立。重复10次。

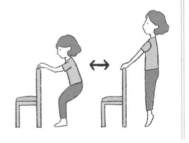

要点！

如果你不希望在脸上留下指甲印，也可以用棉签按摩穴位！注意，要按住棉签靠近前端的地方，避免棉签插伤眼睛。

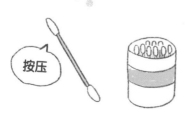

按压

按摩方式 >>>

食指放在穴位上，画小圆按摩穴位。

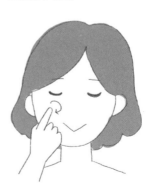

能有效缓解腰痛的穴位

五大神穴中格外重要的穴位

合 谷　　　肾 俞

据说百分之八十的腰痛是因为压力，五大神穴都能有效缓解腰痛。尤其是容易将刺激传递到大脑的合谷穴，按摩后能够释放"大脑麻醉剂"，止痛效果很好。肾俞穴能直接刺激腰部，效果同样不错。

这个穴位同样有效！

大肠俞

腰痛时，人们会下意识地用手扶腰，这时按到的地方就是大肠俞。按摩这里可以缓解腰部肌肉紧张，缓解疼痛和无力感。

要 点！

找到髂前上棘，就能找到穴位！

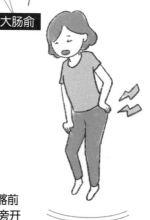

大肠俞

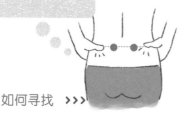

如何寻找 ▶▶▶

双手叉于裤腰处，可摸到一凸起弧形骨头，即为髂前上棘。再找到两侧髂前上棘连线与脊柱的交点，旁开两指距离即为大肠俞，在肾俞穴下方。

既能放松心情，又能放松身体

做"瑜伽"改善腰痛

　　做瑜伽能缓解肌肉紧张，促进血液循环。另外，一边活动身体一边深呼吸，还能更好地放松。瑜伽是最适合解决腰痛问题的运动。能有效缓解腰痛的瑜伽动作有很多种，下面我将为大家介绍"战士第一式"。

【 战士第一式 】

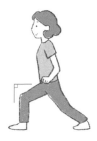
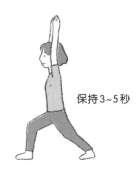

保持3~5秒

① 身体站直，右腿大幅度向前迈开，左脚脚尖向外倾斜45度左右。一边吐气一边弯曲右腿膝盖，腰部向下沉。

② 一边吸气一边举起双臂，直至双手在头上并拢，微微抬头。感受上半身拉伸的状态，重复吸气吐气。

按摩方式 >>>

仰面躺下，在左右两边的穴位下方分别放一个网球，利用体重进行按摩。

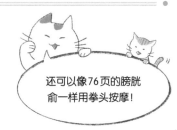

还可以像76页的膀胱俞一样用拳头按摩！

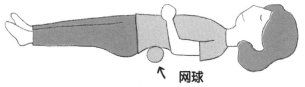

↑ 网球

五大神穴中格外重要的穴位

三阴交　　　　足三里

三阴交是改善体寒的特效穴位，有促进全身血液循环的效果。按摩足三里对肠胃和脚的问题非常有效。对肠胃功能低下引起的脚冷、脚肿效果显著。

这个穴位同样有效！

井　穴

井穴是指尖所有穴位的总称。指尖神经密集，按摩指尖能调节自主神经，改善血液循环，进而改善体寒。

如何寻找　>>>
位于指甲根部的两角。

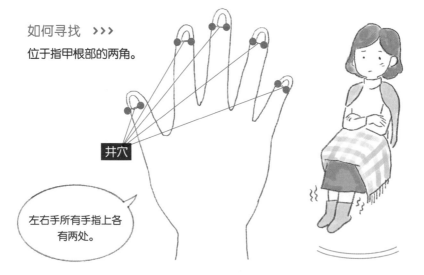

井穴

左右手所有手指上各有两处。

养生 1+1

让身体暖暖的饮料
喝"生姜红茶" 解决体寒问题

想要缓解体寒，用热乎乎的食物和饮料从内部暖身同样有效。提到有暖身效果的食物，大家首先想到的一定是"生姜"吧。

生姜中含有姜烯酚，有促进血液循环、温暖身体的效果。不过新鲜的生姜中并不含姜烯酚。将生姜干燥加热后，生姜里的姜辣素会发生变化，变成姜烯酚。因此要想改善体寒，就要将生姜加热。

我想推荐给大家的是在红茶里加入生姜做成的"生姜红茶"，可以当作下午茶，改善体寒问题。

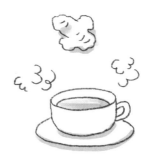

在杯子里放入红茶茶包和一小勺姜末，倒入热水，等2~3分钟就做好了，还可以根据个人口味加入蜂蜜和低聚糖。

按摩方式 ＞＞＞

用拇指和食指捏住指甲下方，用指腹按摩。

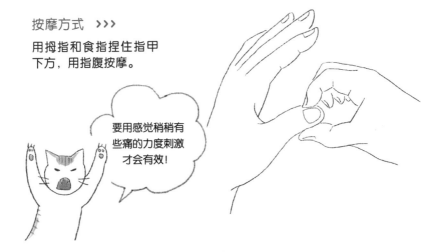

要用感觉稍稍有些痛的力度刺激才会有效！

能
有
效
改
善
潮
热
的
穴
位

突然浑身发热，原来是更年期作怪！

五大神穴中格外重要的穴位

三阴交

出现潮热是因为自主神经紊乱——随着雌激素水平降低，控制激素分泌的自主神经的平衡容易被打破。五大神穴中，按摩三阴交对于解决女性更年期烦恼效果尤为明显。

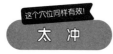
这个穴位同样有效！

太 冲

太冲穴具有调节激素平衡和血液循环的功效，能够改善潮热的症状。

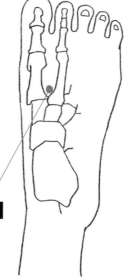

如何寻找 >>>

太冲位于脚背，在第一、二跖骨根部结合处后方的凹陷处。

太冲

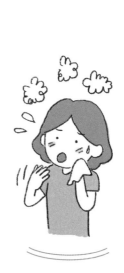

若你正为更年期症状所苦……
我为大家推荐以下中药

更年期综合征的症状因人而异。除了潮热，有的人还会出现头痛、头晕、耳鸣、心悸、疲劳、皮肤瘙痒、湿疹、失眠、焦虑、不安等多种症状。另外，症状的轻重程度同样因人而异，如果严重到影响生活，我推荐大家服用中药。

中药具有改善体质、调节身体平衡的效果，因此不仅能改善潮热，还能缓解更年期的各种症状。根据自身的体质和症状选择合适的中药非常重要。大家可以咨询了解中药的药剂师和医生。

【 常用于治疗更年期综合征的中药 】

加味逍遥散（丸）

适合体力中等偏下，有焦虑、不安、失眠等精神症状的患者。

当归芍药散

适合体力较差，体寒、贫血、易疲劳的患者。

桂枝茯苓丸

适合体力较好，容易出现潮热、下腹部不适及疼痛的患者。

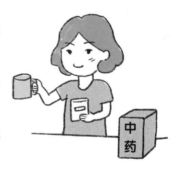

按摩太冲还可以缓解更年期容易出现的焦躁、失落等情绪问题。

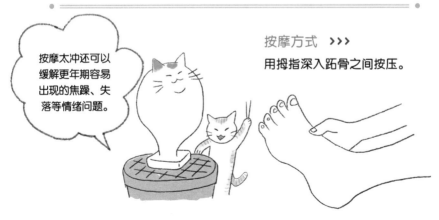

按摩方式 >>>

用拇指深入距骨之间按压。

五大神穴中格外重要的穴位

风池

出现不明原因的头晕时，大部分是因为肩膀僵硬。如果肩颈部的肌肉僵硬，导致大脑和耳朵的血流不畅，对连接脖子的自主神经产生不好的影响，就会影响平衡感。刺激风池穴，能直接作用于自主神经，缓解僵硬，改善头晕。

这个穴位同样有效！

翳风

翳风穴能促进头部、耳朵和肩膀的血液循环，改善肩颈僵硬，缓解头晕症状，还能同时改善伴随头晕产生的耳鸣。除此之外，还能有效缓解面部浮肿和头痛。

如何寻找 >>>
左右耳耳垂后的凹陷部位。

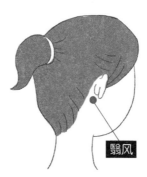

翳风

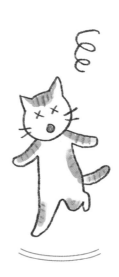

※ 如果按摩后头晕无法缓解，或者伴随其他症状，请咨询专业医生。

精油的芳香
让你与头晕说再见!

自主神经紊乱会导致全身血液循环不畅,抗压能力降低,从而导致头晕。如果你因为自主神经紊乱感到头晕,我向你推荐精油普拉提。从鼻子吸入的香味会直接传递到"大脑边缘系统",然后传递到控制自主神经的下丘脑,调节交感神经和副交感神经的平衡。

【 推荐给头晕患者的精油 】

● 薰衣草精油(有静心效果的高人气精油)

● 橙花精油(提取自橙花的精油,香味清新)

● 檀香(能让人联想到寺庙上香,香气具有异国情调)

可以在装满热水的马克杯里滴几滴,或者滴在纸巾上直接放在鼻子下方闻。

按摩方式 >>>

食指弯曲,用第二关节压住穴位,向斜上方按压,力度以能感受到轻微疼痛却并无不适为佳。

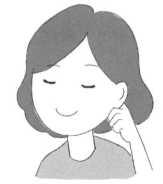

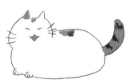

有头晕症状的人,翳风穴附近大多会比较僵硬,所以要认真地按摩放松!

稍一活动就嘎巴作响？

能有效缓解膝盖疼痛的穴位

五大神穴中格外重要的穴位

足三里   三阴交

足三里和三阴交有止痛效果，而且能改善腿部肌肉僵硬发冷的症状，所以能有效缓解膝盖疼痛。

这个穴位同样有效!

阴陵泉

位于膝盖内侧，能改善膝关节的血液循环，让肌肉运动更加顺畅，排出多余水分缓解疼痛。

阴陵泉

如何寻找 >>>

位于膝盖内侧，膝盖骨下方四指，胫骨的末端。

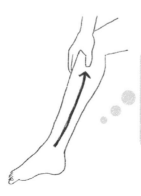

要点!

如图，拇指和其余四指分开，沿着小腿从脚踝向上移动，当其余四根手指摸到胫骨末端时，拇指所在的位置就是阴陵泉穴。

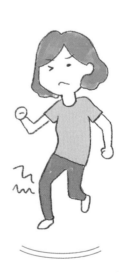

養生 1+1

正确的走路姿势
能锻炼肌肉，改善疼痛

　　膝盖疼痛的原因之一在于走路姿势不正确。比如重心落在腿外侧，就会变成O形腿，或者迈腿时过度弯曲膝盖。这些姿势会给膝盖造成负担，导致关节变形，出现疼痛。让我们养成正确的走路习惯，预防和改善膝盖疼痛吧。走路姿势正确，就能正确使用大腿和臀部肌肉，从而提升运动效果，还能减轻膝盖负担。

【正确的走路方式重点】

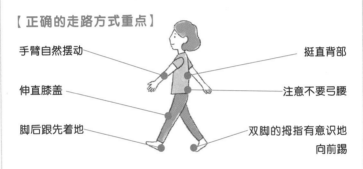

手臂自然摆动

伸直膝盖

脚后跟先着地

挺直背部

注意不要弓腰

双脚的拇指有意识地向前踢

在家时，还可以用热毛巾或者吹风机对穴位进行热敷，可以同时解决腿部寒气积聚、浮肿和疼痛问题。

按摩方式 >>>

左右手拇指交叠放在穴位上，双手抓住小腿，朝着骨头的方向按压。

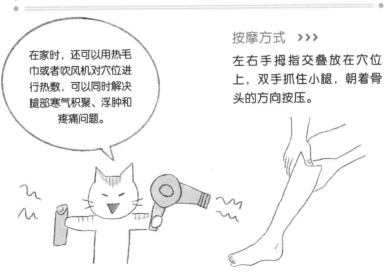

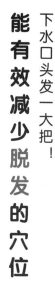

能有效减少脱发的穴位

下水口头发一大把！

五大神穴中格外重要的穴位

风 池　　　**合 谷**

头皮的血液循环不畅会导致头发营养不足，令脱发更加严重。可以按摩风池穴，放松肩颈部的肌肉，调节自主神经。合谷穴能够缓解脖子以上部位的不适症状，也推荐大家按摩。

这个穴位同样有效！

角 孙

角孙穴能缓解头皮紧张，改善头皮整体的血液循环，预防脱发，还能有效缓解头痛、眼睛充血、牙疼等症状。

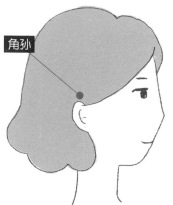

角孙

如何寻找 >>>
位于头部侧面，耳朵最高点的发际线处。

要点！

把耳郭由后向前折起时，角孙穴就在耳朵的最高处。

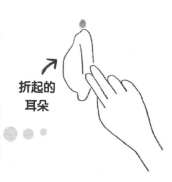

折起的耳朵

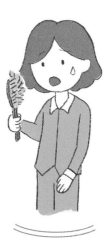

守护头发健康
伤害头发的坏习惯有哪些?

随着年龄的增长，人们会越来越注意脱发问题。可是也许脱发不单是因为上了年纪！不良的生活习惯也有可能增加脱发量。让我们改变生活习惯，守护头发健康吧！

防止紫外线伤害

紫外线会导致皮肤老化，也会导致头皮受损。外出时，请大家尽量做好防晒工作，比如打遮阳伞，使用可以喷在头皮上的防晒喷雾等。

避免过度清洁

洗发露使用过量会导致头皮干燥。头皮状态差，就会导致脱发量增加。洗发露每天最多用一次，并且要注意一次不能用太多。

不能自然晾干！

洗头后如果头部长时间潮湿，头皮会变冷，导致血液循环不畅，而且杂菌在潮湿环境中容易繁殖，引发头皮问题，最终提高脱发的风险……洗完头后，请大家尽快用吹风机吹干头发。

睡眠不足是大敌！

睡觉时，身体会分泌大量促进头发生长的生长激素。如果睡眠不足，头发就无法充分生长。要预防脱发，最重要的是保证睡眠时间。

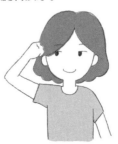

按摩百会穴（详见100页）同样能有效改善脱发。可以用拇指和中指一起按摩角孙和百会穴。

按摩方式 >>>

手握拳，用食指第二关节压住穴位，旋转按摩。

能有效缓解视疲劳的穴位

手机、电脑看太多，眼睛酸涩难受……

五大神穴中格外重要的穴位

风 池　　　**合 谷**

按摩穴位能调节自主神经，让眼睛调节焦距的肌肉正常运作，改善眼睛周围的血液循环，缓解视疲劳。风池穴调节自主神经的效果很好，而合谷穴能有效解决脖子以上部位的不适症状。

这个穴位同样有效!

晴 明

眼睛感到疲劳时，大家是不是会下意识地按压内眼角? 这里正是晴明穴，按摩这里能改善眼周的血液循环，缓解肌肉紧张。

晴明

如何寻找 >>>

位于左右内眼角内侧，骨头的凹陷处。

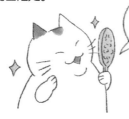

晴明穴还能缓解面部浮肿和眼周皱纹，非常推荐女孩子按摩!

电脑

活动双眼改善视疲劳
"眼部拉伸"

在电脑前工作，或长时间看手机后，眼部负责调节焦距的肌肉会僵硬，血液循环不畅，导致视疲劳。让我们活动双眼，放松肌肉吧！在进行全身伸展运动之后进行效果更佳。

远近拉伸

① 拇指放在眼前，视线集中在手指上。

② 保持头部不动，看向窗外，让视线聚焦在窗外的景色上。

③ ①和②重复10次。

旋转眼珠

① 眼球向上下两个方向交替移动。

② 眼球向左右两个方向交替移动。

③ 眼球向右上、右下两个方向交替移动。

④ 眼球向左上、左下两个方向交替移动。

⑤ 眼球向右、向左旋转。

对眼拉伸

① 一只胳膊伸在眼前，竖起食指，眼睛看着指尖。

② 食指逐渐靠近面部，形成对眼，重复10次。

③ 一边呼吸，一边尽可能将上半身向前倾斜，然后做多次深呼吸。

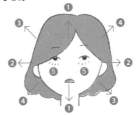

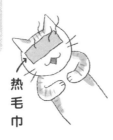

要点!

眼睛和眉毛周围除了睛明穴之外，还有很多能有效缓解视疲劳的穴位，用热毛巾热敷眼睛同样有效。

按摩方式 >>>

闭上眼睛，中指压住穴位，向内按压。

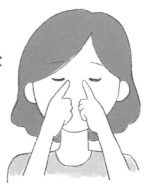

热毛巾

五大神穴中格外重要的穴位

三阴交

肾俞

三阴交能改善子宫和卵巢功能，全面解决女性烦恼，因此按摩这个穴位效果较好。另外，和生殖能力有关的肾俞穴同样重要。

这个穴位同样有效！

关 元

这个穴位名的意思是元气出入的关所，可见按摩该穴位可以恢复气力和体力。另外，由于子宫就位于关元下方，所以按摩关元有改善女性特有烦恼的效果。

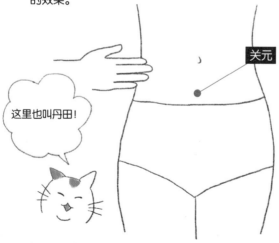

关元

这里也叫丹田！

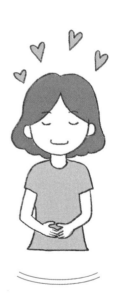

如何寻找 >>>

在身体的中心线上，从肚脐向下四指处。

"瑜伽" **能缓解体寒和压力**
推荐的姿势

瑜伽是结合身体姿势和呼吸，促进全身血液循环的运动。而且瑜伽可以放松身心，缓解压力，调节自主神经的平衡，能有效解决女性备孕的大问题，即体寒和压力。

我要特别向大家推荐的瑜伽动作是"束角式"。这个动作能放松骨盆周围的肌肉，促进骨盆内部的血液循环，还能缓解月经不调和痛经、浮肿等。

【束角式做法】

① 坐在地板上，膝盖弯曲，双脚脚心并拢。用双手抓住双脚，脚跟尽可能靠近身体，挺起胸膛。
② 膝盖上下移动，放松股关节。
③ 吸气，上半身尽量向前扑倒，做多次深呼吸。

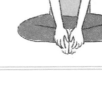

要点!

人们常说体温低的人不容易怀孕，将手放在小腹上可以温暖小腹，如果觉得手不够热，可以用暖宝宝等工具热敷关元周围，效果不错!

按摩方式 >>>

双手除拇指之外的四根手指叠放在穴位上，用自己感觉舒适的力度按压。另外，要避免在怀孕时按压。

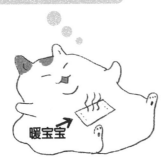

暖宝宝

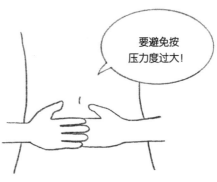

要避免按压力度过大!

能有效改善漏尿、尿频的穴位

难以启齿的如厕烦恼……

五大神穴中格外重要的穴位

肾 俞

肾俞穴能改善肾功能，调节水分代谢功能，请大家注意按摩。据说按摩肾俞穴还有防止衰老的作用。

这个穴位同样有效!

膀胱俞

膀胱俞位于腰骶部，能有效缓解泌尿系统疾病的症状。

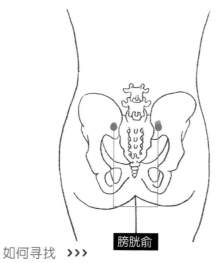

膀胱俞

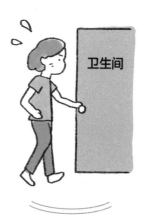

卫生间

如何寻找 >>>

从臀部上方正中央的平坦骨头（骶骨）向上方数第二个凹陷处，左右两边各隔开一根半手指的距离。

锻炼肌肉改善漏尿
"盆底肌练习"

如果骨盆底部支撑膀胱和尿道的肌肉（盆底肌）力量薄弱，就会导致尿道松弛，容易出现漏尿、尿频的现象。让我们锻炼盆底肌，解决漏尿烦恼吧。

除了仰面躺下，采用站姿、坐姿或是趴下的姿势都可以练习。

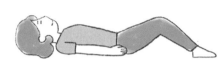

仰面躺下，抬起膝盖，身体放松。收紧盆底肌，收紧尿道、阴道、肛门，坚持10秒以上，注意不要屏住呼吸。然后放松，休息20秒，一共重复10~20组。

按摩方式 >>>

仰面躺下，双手握拳压住穴位，用体重按压。

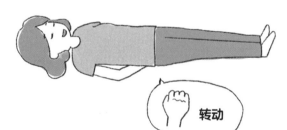

转动

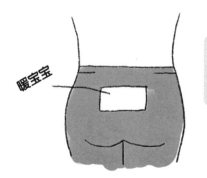

暖宝宝

要点!

用暖宝宝等工具热敷穴位，可以改善血液循环，同样有效。

4 调整身心节奏，快来按摩耳朵

人体的十二条经络上大约有 361 个穴位，此外，耳朵上也有很多对应全身脏器的穴位／反射区。

举例来说，除了正文中介绍过的，有减肥效果的"贲门反射区"（详见 54 页）之外，还有以下穴位／反射区（参考后附图片）。

· 耳穴神门（有调节自主神经的作用）

· 胃反射区（有促进胃动力，助消化的作用）

· 肺反射区（有加快新陈代谢的效果）

· 内分泌反射区（有调节激素平衡的效果）

· 饥点（有抑制饥饿感的效果）

按摩时既可以用手指和棉签按摩耳朵上的每一个穴位／反射区，也可以按摩整个耳朵。按摩耳朵上的各种穴位／反射区，能够达到调节身心不适的效果。

大家只要用自己感到舒适的方法按摩整个耳朵就好，不过我还是要为大家介绍一下普遍做法。

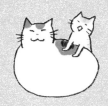

· 耳朵按摩方法

①向两侧拉耳朵，捏住耳朵旋转 5 下。

②捏住耳朵的最高处，向上拉 5 秒。

③捏住耳垂，向下拉 5 秒。

④捏住耳朵，向外拉 5 秒。

⑤用拇指和食指夹住耳朵，揉搓整个耳朵，感到疼痛的地方要重点按摩。

⑥用手掌将耳朵向前对折，用手压住，然后再将耳朵向下对折，压住。

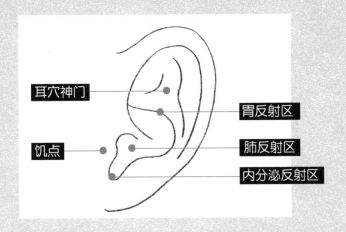

第 5 章

消乏解病，健康无忧！

能有效缓解

常见不适的穴位

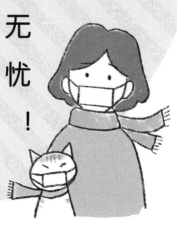

能有效改善疲劳、无力的穴位

五大神穴中格外重要的穴位

足三里

肠胃功能差，容易导致能量不足，体力和抵抗力降低。按摩足三里能调节肠胃，恢复体力。

这个穴位同样有效！

涌泉

像"泉水涌出"一样，让身体迸发出生命力的穴位。按摩涌泉穴能改善血液和淋巴液的循环，有消除疲劳的作用。还能改善体寒、浮肿、头晕等症状。

如何寻找 >>>

涌泉位于脚心，是弯曲脚趾时，凹陷最深的位置。位于脚上食指和中指的跖骨间。

涌泉

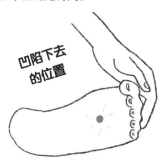

凹陷下去的位置

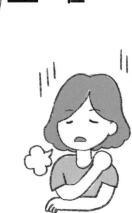

造成疲劳的物质是活性氧！
"鸡肉"能抗疲劳

　　如今，人们认为造成疲劳的物质之一是"活性氧"。活性氧是一部分氧气在体内发生变化后生成的物质，有氧化其他物质的作用。活性氧是免疫功能所需的物质，可是活性氧过量也会导致疲劳和衰老。

　　抗衰老和抗疲劳时，积极摄入具有抗氧化作用的营养成分非常重要。我希望大家关注鸡胸肉、鲣鱼、金枪鱼等食物中所含的咪唑二肽。据说鲣鱼和金枪鱼能长时间持续游泳的秘密就藏在咪唑二肽中，大学里的研究也证实了咪唑二肽有缓解疲劳的作用。

　　除此之外，还有多种多酚物质，比如黄色和绿色蔬菜中含有的β–胡萝卜素，蔬菜、水果里富含的维生素C，植物油和坚果中的维生素E，绿茶的苦味成分儿茶素，芝麻里的芝麻素。

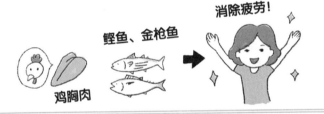

消除疲劳！

鲣鱼、金枪鱼

鸡胸肉

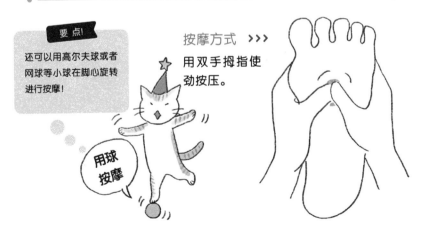

要点！

还可以用高尔夫球或者网球等小球在脚心旋转进行按摩！

按摩方式 >>>
用双手拇指使劲按压。

用球按摩

五大神穴中格外重要的穴位

风池　　**肾俞**

　　慢性耳鸣的主要原因是听觉器官的异常和衰老，自主神经紊乱会导致症状恶化。另外，由于脖子上有与耳朵相连的神经，所以肩颈部的肌肉紧张同样会引起耳鸣。所以刺激风池穴对缓解耳鸣有效。除此之外，据说刺激肾俞穴也能有效缓解耳鸣。

这个穴位同样有效！

听　宫

　　如名字所示，这是一个与听觉有关的穴位。按摩听宫穴能改善耳朵周围的血液循环，强健跟听觉有关的神经。

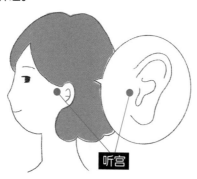

听宫

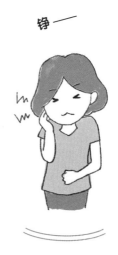

铮—

如何寻找 >>>

先找到耳洞入口处的软骨（耳屏），前方的凹陷处就是听宫穴。

养生 1+1

如果你正因为耳鸣失眠，
那么"声音疗法"一定对你有用

　　周围越安静，耳鸣越明显。如果耳朵里不时传来"铮——""叮——"的声音，有的人恐怕会难以入睡吧。这种情况下，大家可以尝试"声音疗法"。

　　这种方法是为了让大脑习惯耳鸣，打开电视机或者收音机放音乐，让大脑感觉耳鸣声变小了。

　　重点是：音量要保持在比耳鸣声略小的程度。睡前可以选择不会影响睡眠，能安神静心的轻音乐或者河水流动、波浪等声音。

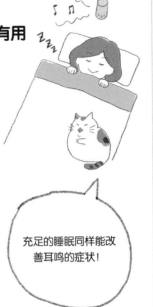

充足的睡眠同样能改善耳鸣的症状！

要点!

微微张开嘴，让耳朵上的软骨活动，能让凹陷处更加明显，更容易按摩。

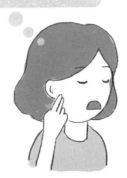

按摩方式 >>>

中指叠放在食指上，放在穴位上按压。

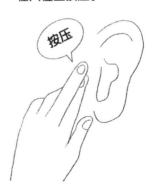

按压

能有效缓解胃痛的穴位

是一抽一抽的疼，还是针扎一样的疼？

五大神穴中格外重要的穴位

足三里

胃痛的原因有很多，比如压力过大或者暴饮暴食，会破坏保护胃部的黏膜，破坏胃酸分泌的平衡。请大家按摩能让肠胃休息、有效解决肠胃问题的足三里吧。

这个穴位同样有效!

梁 丘

梁丘穴有调节肠胃的作用，并且能有效缓解胃痛、胃痉挛、胃胀、腹泻等肠胃方面的症状，还有缓解膝盖疼痛的作用。

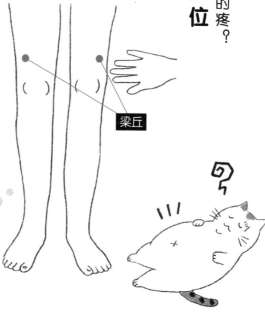

梁丘

要点!

在大腿的骨头外侧能摸到两条肌腱之间的沟槽。保持伸直双腿，弯曲脚踝的姿势更容易找到。

如何寻找 >>>

两个膝盖骨外侧上方大约三指宽的位置。

养生 1+1

呵护疲惫的胃部
"养胃饮食"

　　肠胃不好的时候，要注意选择养胃的食物，重点在于好消化。脂肪含量低、膳食纤维少、质地柔软的食物最为合适。烹饪时要注意少油，充分加热，更有助于消化，所以我推荐大家使用蒸煮等方式。相反，脂肪含量高的五花肉、肉馅，以及竹笋、牛蒡、菌类等富含膳食纤维的食物会给肠胃造成负担。当然，油炸食品也不能吃。除此之外，刺激性强的食物会促进胃酸分泌，进一步伤害脆弱的胃。请大家控制香辛料、较酸的食物、腌菜等咸味食物的摄入，并且不要喝酒和咖啡。

【 养胃的食材 】

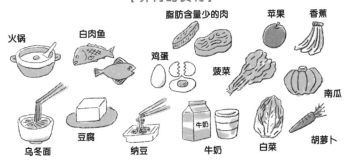

火锅　白肉鱼　脂肪含量少的肉　苹果　香蕉　鸡蛋　菠菜　南瓜　豆腐　乌冬面　纳豆　牛奶　白菜　胡萝卜

※ 如果改变饮食依然不能缓解胃痛，或者胃痛严重时，请去医院就医。

肠胃不适时，虽然按压穴位的时候会痛，不过依然要逐渐加大力度，让酸疼的胃部得到放松！

懒洋洋～～

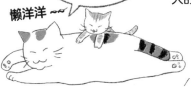

按摩方式 >>>

保持膝盖弯曲，用双手拇指用较大的力度按压。

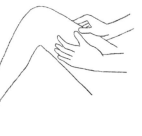

五大神穴中格外重要的穴位

足三里

足三里对缓解胃胀等肠胃疾病的症状很有效！能调节肠胃功能。

这个穴位同样有效！

中 脘

"脘"是胃腔的意思。中脘穴除了能恢复胃功能、缓解胃胀，还能缓解胃痛、嗳气、恶心等症状。

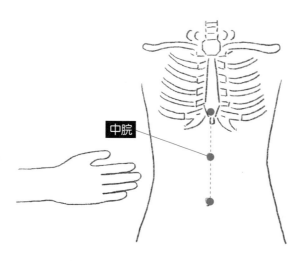

中脘

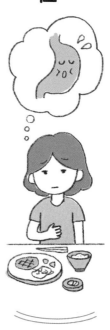

如何寻找 >>>

中脘穴位于心口与肚脐连线的中央，
肚脐上方五根手指处。

養生 1+1

没有食欲时 "不吃" 是正确的!

"胃部不适，没有食欲"……这种情况下有人会出于习惯，觉得为了健康必须吃点什么，其实这时吃东西说不定会产生反作用。现代人普遍存在的问题在于吃太多，导致胃部得不到休息。如果由于吃得太多导致胃部不适，那么不吃就是一种治疗方式。大家可以尝试半天到1天不要吃东西，这种方式叫作"轻断食"，当然，在这期间要注意补充足量水分。另外，如果肚子饿得实在受不了，也可以摄入少量蔬菜汁、味噌汤、浓汤等液体，让胃部恢复动力，改善胃胀等症状。轻断食之后，要避免食用脂肪含量高的食物，选择容易消化的食物。我推荐大家选择以鱼肉为主的日式饮食。

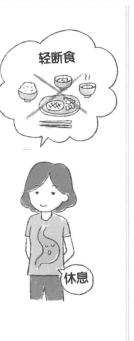

按摩方式 >>>

食指、中指、无名指并拢，双手交叠放在穴位上轻轻按压。

要点!

按压时仰面躺下，放松腹部的肌肉，刺激更容易传递到胃部。

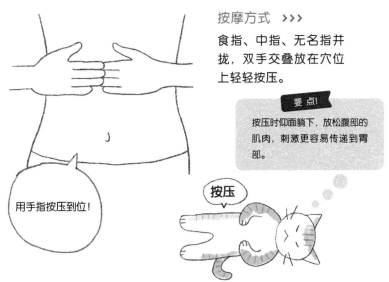

用手指按压到位!

按压

五大神穴中格外重要的穴位

合 谷

合谷穴能够解决上半身的各种烦恼。合谷穴有调节自主神经，恢复肠胃功能的作用，所以同样能有效改善便秘。同时按摩合谷穴还可以改善腹泻，所以推荐腹泻和便秘症状交替出现的人常按。

这个穴位同样有效！

大 巨

位于腹部的穴位。按压大巨穴可以直接刺激肠道，促进肠道蠕动，从而促进排便。

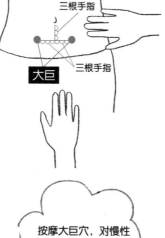

三根手指

三根手指

大巨

如何寻找 >>>

肚脐下方三根手指，然后向左右两边各隔开三根手指。

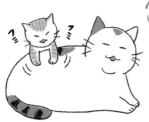

按摩大巨穴，对慢性腰痛也有效果！

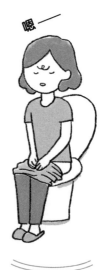

嗯——

养生 1+1

调节肠道环境
在餐桌上摆上"发酵食品+低聚糖"！

　　要想解决便秘问题，调整饮食同样非常重要。为了排便更加顺畅，请大家充分摄入蔬菜、水果、海藻、豆类等富含膳食纤维的食物。另外，为了改善肠道环境，我还推荐大家摄入发酵食品。

　　举例来说，酸奶中含有双歧杆菌和乳杆菌等微生物，能够增加肠道中益生菌的种类。另外，纳豆、泡菜和甜酒等发酵食品同样能起到调节肠道菌群平衡的作用。

　　除此之外，摄入发酵食品时最好同时摄入低聚糖，因为低聚糖可以作为肠道内益生菌的食物。肠道环境同样与免疫功能和皮肤相关，请大家在每天的餐桌上摆上发酵食品和低聚糖吧。

【含有低聚糖的食品】

发酵食品
● 酸奶　● 纳豆
● 泡菜　● 甜酒 等

发酵食品
● 蜂蜜　● 芦笋
● 洋葱　● 牛蒡 等

要 点!
尤其要重点按摩更靠近肠道出口的腹部左侧！用双手手心按着肚子，以顺时针方向移动，最后按压左侧的大巨穴。重复以上动作，效果更好。

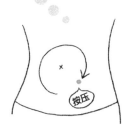

按摩方式 ＞＞＞

食指、中指、无名指三根手指并拢，双手重叠，按压。

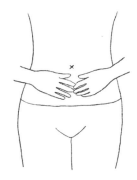

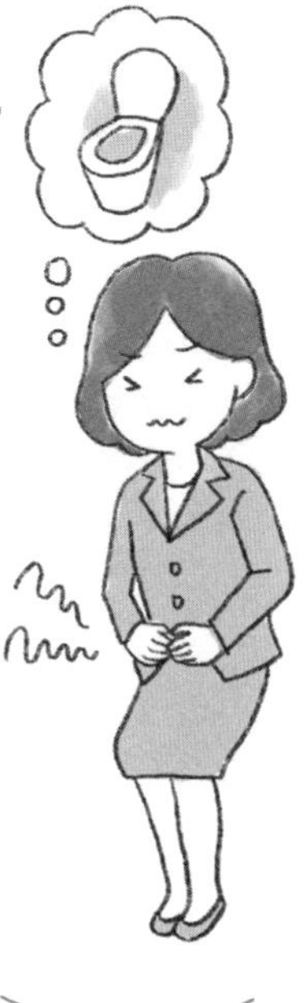

五大神穴中格外重要的穴位

足三里   合谷

足三里具有调节肠胃功能的作用。肠胃虚弱、容易拉肚子的人，最好平时就注意按摩足三里。另外，合谷穴的主要功效是缓解上半身的不适，但对于腹泻和腹痛同样有缓解效果。

这个穴位同样有效!

水分

正如其名，水分穴是调节体内水分的穴位。它作用于肠道，有助于排出肚子里多余的水分，改善腹泻症状。

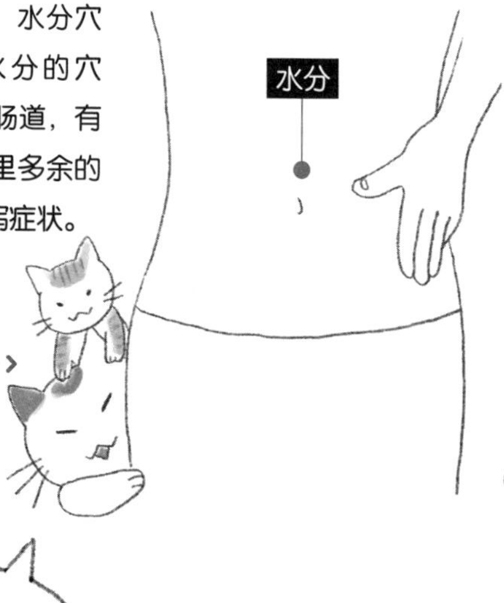

水分

如何寻找 >>>
肚脐上方一
指处。

按摩水分穴还有改善腿部和面部浮肿、治疗流清鼻涕的作用。

能有效改善腹泻的穴位

一会儿跑了好几趟厕所……

腹泻后不要忘记"补充水分"！

　　因为腹泻而频繁上厕所会导致体内水分不断流失，因此腹泻时充分补充水分十分重要。

　　腹泻症状不严重时，可以喝刺激性小的饮料，温热的更好，可以选择白开水、焙茶、味噌汤、蔬菜汁等。而需要避免饮用的是咖啡因含量高的咖啡、酒精饮料，以及碳酸饮料等。

　　另外，当腹泻严重且伴随呕吐，有脱水的危险时，最好选择能同时补充电解质的饮料，因为在水分流失的同时，电解质（尤其是钠和钾）也会流失。这种情况下最好选择药店售卖的口服补液盐。口服补液盐中含有比例均衡的电解质和糖分。也可以选择运动饮料，不过运动饮料含糖量高，大量饮用时最好先用少量水稀释，或者加入少量食盐后饮用。

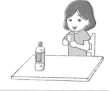

要点！

还可以用暖宝宝热敷水分穴周围。腰部有调节肠道功能的大肠俞（参考60页），所以同时热敷腰部效果更佳。

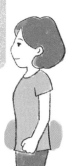

按摩方式　＞＞＞

食指、中指、无名指三根手指并拢，双手交叠后按压。

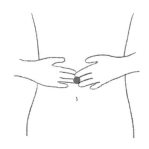

让畅饮再无后顾之忧！

五大神穴中格外重要的穴位

风 池　　　　　合 谷

合谷穴对缓解上半身的疼痛和不适效果很好，对缓解宿醉引起的头痛、胃部不适、恶心同样有效。头疼严重时，我也推荐大家按摩风池穴。

这个穴位同样有效！

内 关

内关穴对缓解内脏，尤其是消化系统疾病的症状效果很好，可以缓解宿醉时的胃胀、胃灼热、恶心。对晕车晕船同样有效。

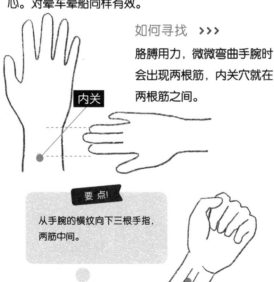

内关

如何寻找　>>>

胳膊用力，微微弯曲手腕时会出现两根筋，内关穴就在两根筋之间。

要点！

从手腕的横纹向下三根手指，两筋中间。

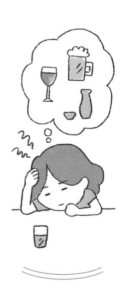

预防宿醉，
"油和水" 很重要！

　　要想避免宿醉，提前预防非常重要。其中最重要的自然是不要过量饮酒，而且要多喝水。喝水可以控制酒精的摄入量，并且有助于排出酒精。另外，酒精有利尿作用，会引起脱水，导致浑身无力、头痛。喝酒时，请大家尽量喝下等量的水。

　　另外，大家还可以摄入一些油脂。空腹饮酒后，酒精会伤害胃壁，加速酒精的吸收速度。这时可以通过摄入油大的下酒菜，起到减缓酒精吸收速度的作用。我推荐大家选择用橄榄油调制的生切牛肉和西班牙蒜香虾、用蛋黄酱调制的沙拉等。

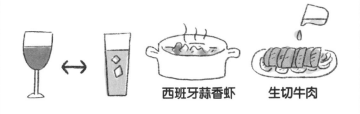

西班牙蒜香虾　　生切牛肉

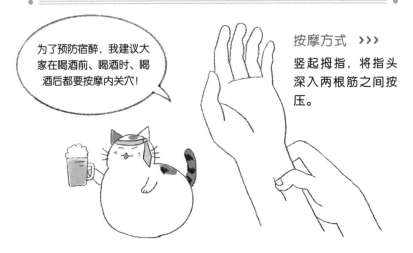

为了预防宿醉，我建议大家在喝酒前、喝酒时、喝酒后都要按摩内关穴！

按摩方式 >>>

竖起拇指，将指头深入两根筋之间按压。

五大神穴中格外重要的穴位

合谷

合谷穴是万能穴位，按摩它能缓解上半身的各种不适状状，还有调节呼吸系统的功能，能够缓解喉咙不舒服、流鼻涕等感冒初期症状，防止感冒久久不愈。

这个穴位同样有效！

风门

在中医学中，感冒是由于邪气（风邪）入体导致的。邪气的入口就是风门穴。在感冒初期按摩风门穴，能防止症状加重，并让感冒尽快康复。

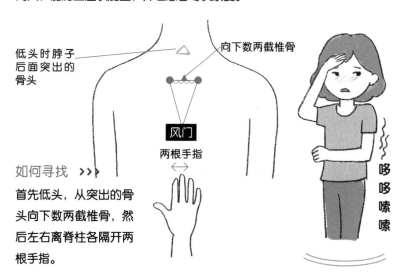

低头时脖子后面突出的骨头

向下数两截椎骨

风门

两根手指

如何寻找 >>>

首先低头，从突出的骨头向下数两截椎骨，然后左右离脊柱各隔开两根手指。

哆哆嗦嗦

养生 1+1

"感冒克星" 不只有葛根汤!

能有效治疗感冒的 "中药"

　　说到对感冒有效的中药,很多人都会想到 "葛根汤" 吧。其实葛根汤并不能治疗所有感冒。中药本来就不是针对病症,而是针对人的。哪怕同样是感冒,面对感冒的不同阶段和症状,使用的中药也不同。大家最好在咨询熟悉中药的医生和药剂师后选择适合自己的中药。

【 感冒初期常用的中药 】

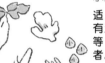

葛根汤

适用于体力较好,有肩膀僵硬、打寒战、不出汗等症状的感冒患者。

小青龙汤

适用于体力中等,有流清鼻涕、多痰等症状的感冒患者。

麻黄汤

适用于体力较好,有打寒战、关节疼痛等症状的感冒患者。

桂枝汤

适用于体力不佳,有身体发冷、低烧、出汗等症状的感冒患者。

哆哆嗦嗦

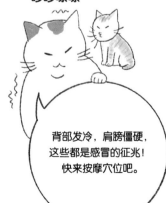

背部发冷,肩膀僵硬,这些都是感冒的征兆!快来按摩穴位吧。

按摩方式 >>>

热敷穴位是有效的,可以用一次性暖宝宝或者吹风机的暖风温暖穴位。不过要小心烫伤。

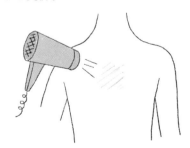

五大神穴中格外重要的穴位

合 谷

合谷穴对缓解上半身，尤其是脖子以上部位的不适症状效果极佳，能够缓解感冒时喉咙不适及疼痛、咳嗽等症状。

这个穴位同样有效！

天 突

天突穴是著名的止咳穴位，能够放松颈部僵硬的肌肉，舒缓气管，从而达到止咳作用。另外，按摩天突穴还有缓解喉咙沙哑和疼痛的效果。

如何寻找 >>>
位于左右锁骨之间的凹陷处。

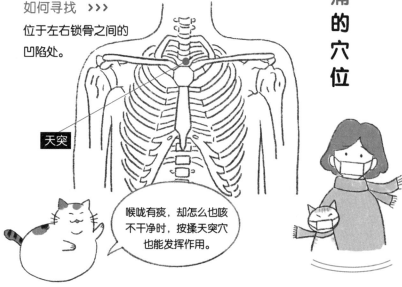

天突

喉咙有痰，却怎么也咳不干净时，按揉天突穴也能发挥作用。

喉咙沙哑?
可用"蜂蜜"润喉

自古以来，人们就发现蜂蜜这种食物能够缓解咽喉疼痛，起到止咳的作用，因此一直将蜂蜜视为民间药物。这是因为蜂蜜中富含葡萄糖酸等具有杀菌效果的物质，而且有保湿效果，所以能够保护喉咙。另外，蜂蜜中的糖分容易被人体消化吸收，所以能高效转化为能量，在感冒等食欲不振的情况下可以作为补充营养的食材。

喉咙沙哑或咳嗽导致咽喉疼痛时，请大家试试用蜂蜜制作的饮料和食物吧。

【 对喉咙好的蜂蜜菜谱 】

生姜柠檬水

① 将柠檬汁、姜末、蜂蜜倒入杯子里充分搅拌，分量可以根据个人喜好调节。
② 倒入热水，充分混合后完成！

蜂蜜白萝卜

① 白萝卜切成1厘米见方的小块。
② 将切好的白萝卜放入容器中，倒满蜂蜜，常温下静置3小时。
③ 搅拌后取出白萝卜，将蜂蜜放入冷藏室中保存。冷藏后的蜂蜜可以直接食用，也可以加入红茶中饮用。

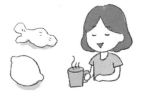
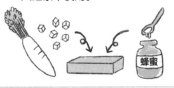

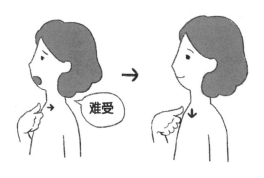

难受

按摩方式 >>>

用拇指对准骨头向下按压。如果对准喉咙按压，会因为压迫气管感到呼吸不畅，请大家注意。

五大神穴中格外重要的穴位

风 池　　合 谷

自主神经同样负责调节血压。五大神穴中，风池穴调节自主神经的效果很好。另外，合谷穴自古以来就因为能有效缓解压力而闻名，所以大家要有意识地刺激合谷穴。

这个穴位同样有效！

百 会

在中医学中，百会穴是集"气"的穴位。"气"是生命能量，具有调节自主神经，促进血（血液）水（体液）循环，帮助排出体内废物的作用。按摩百会穴能够调节自主神经的平衡。

百会

如何寻找　>>>

百会穴位于头顶，将左右耳朵的顶点连成一条线，中点就是百会穴。

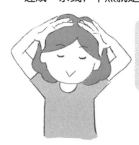

要点！

拇指压住耳朵最高处，双手中指在头顶相交的位置。

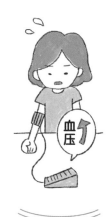

血压↑

走路时，
通过"正念"冥想解压！

正念是一种冥想方式，需要将意识集中在当下，通过与负面思想与情绪——比如对过去的后悔、对未来的不安等——保持距离，达到治愈心灵，集中精神的效果。正念有各种各样的方法，深呼吸，让注意力集中在呼吸和腹部运动上就是其中之一。

除此之外，我推荐大家在散步时练习正念。在散步的同时，将意识集中在脚的动作和触觉上。首先，从坚持5~10分钟开始吧！

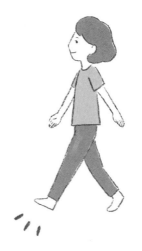

放松肩膀，缓缓行走。感受右脚脚跟到脚尖碰触地面的触感，接下来是左脚……就像这样，将意识集中在脚下的感觉上。

按摩方式 >>>

手握拳，用拇指的关节按压。

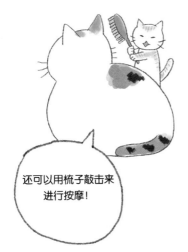

还可以用梳子敲击来进行按摩！

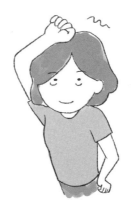

能有效缓解失眠的穴位

入睡难，睡眠浅……

五大神穴中格外重要的穴位

风池

按压风池穴可以直接刺激位于后脑勺和颈部之间的自主神经中枢，有缓解压力，减轻失眠症状的作用。同时，按摩风池穴可以让人更容易入睡，提高睡眠质量，所以同样推荐给不失眠的人。

这个穴位同样有效!

失眠

如名称所示，失眠穴是改善失眠的代表性穴位，按摩此穴具有平复兴奋的神经，促进全身血液循环的作用。

如何寻找 >>>
位于足底脚跟的中央。

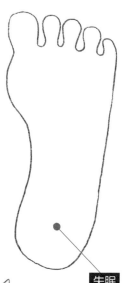

失眠

还能缓解浮肿、下半身寒冷和腿部疲劳!

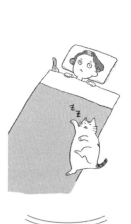

早晚做这件事很重要!
养成"有利于睡眠"的习惯

　　生活习惯能够影响睡眠质量。如果生活不规律,就会打乱生物钟,导致睡眠质量下降,睡不着觉。请大家改变日常不良生活习惯,提高睡眠质量吧!

【能够提高睡眠质量的生活习惯】

每天在固定时间起床

为了调整睡眠的节律,首先要从固定起床时间开始。

每天保持适量运动

养成运动习惯后,就不容易失眠,傍晚到夜间运动效果更佳。

沐浴阳光

人体内的生物钟周期大约为25小时。早晨沐浴阳光,能够重置生物钟,将生物钟调整到24小时。

睡觉前 2~3 小时入浴

大脑温度下降时容易犯困,所以可以通过泡澡暖身,暂时提高体温,让大脑温度有下降的余地,会更容易睡着。

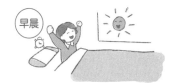

要点!

用热水袋或者暖宝宝热敷此穴位,能够提高放松效果,非常适合在一天结束时进行!

按摩方式 >>>

竖起拇指,垂直于脚跟大力按压。

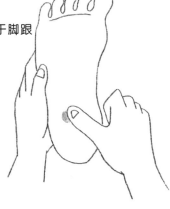

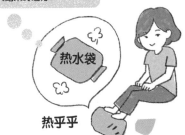

能有效缓解花粉症症状的穴位

止不住的喷嚏和鼻涕……

五大神穴中格外重要的穴位

合谷

按摩合谷穴能有效缓解上半身，尤其是颈部以上部分的不适症状，比如能够缓解流鼻涕、鼻塞、眼部瘙痒等各种症状。

这个穴位同样有效！

迎香

如名称所示，迎香穴可以将人的身体调整到能够"迎接香味"的状态，缓解流鼻涕、鼻塞症状，疏通鼻腔。

如何寻找 >>>

在鼻翼两侧，鼻唇沟中。

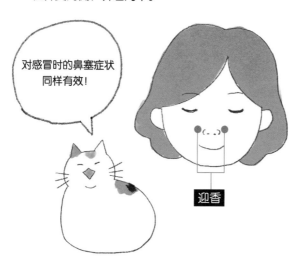

对感冒时的鼻塞症状同样有效！

迎香

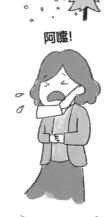

阿嚏！

洗净花粉和鼻涕!

用"洗鼻器"获得一身清爽

解决花粉症的基本方法是"不要接触花粉""清除粘在鼻子里的花粉"。从这个角度出发，我推荐大家使用洗鼻器，能够冲掉进入鼻腔的花粉，从而起到缓解鼻塞的效果。大家可以使用市面上出售的产品，也可以用带喷嘴的调味瓶装上生理盐水使用。

不过洗得太勤会伤害鼻黏膜，会起反作用，所以请大家每天洗2~3次即可。

【 洗鼻器的使用方法 】

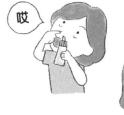
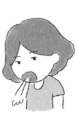

① 烧开水，冷却到30摄氏度左右，1升水兑9克盐，装入100毫升带喷嘴的瓶子里（用来洗两个鼻孔）。

② 微微抬头，堵住一个鼻孔。一边嘴里发出"哎"的声音，一边向另一侧鼻孔里喷盐水。

③ 吐出流入口中的盐水。用同样的方式喷另一侧鼻子，重复2~3次。

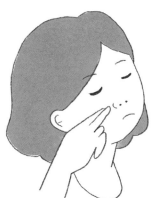

按摩方式 >>>

食指和中指交叠，用手指按压。

要 点!

也可以用牙签钝的一端或者发卡弯曲的部分按压，只是要小心别被扎到。

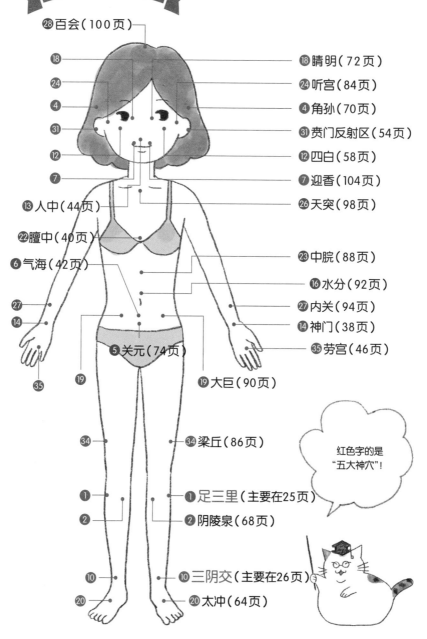

全身穴位地图

㉘百会（100页）

⑱睛明（72页）
㉔听宫（84页）
④角孙（70页）
㉛贲门反射区（54页）
⑫四白（58页）
⑦迎香（104页）
㉖天突（98页）

⑱
㉔
④
㉛
⑫
⑦

⑬人中（44页）

㉒膻中（40页）

⑥气海（42页）

㉓中脘（88页）
⑯水分（92页）
㉗内关（94页）
⑭神门（38页）
㉟劳宫（46页）

㉗
⑭

⑤关元（74页）

㉟

⑲
⑲大巨（90页）

红色字的是
"五大神穴"！

㉞
㉞梁丘（86页）

❶
❶足三里（主要在25页）
❷阴陵泉（68页）

❷

❿
❿三阴交（主要在26页）
⑳太冲（64页）

⑳

※黑色数字表示穴位只有一处，粉色数字表示穴位在身体左右两侧都有。

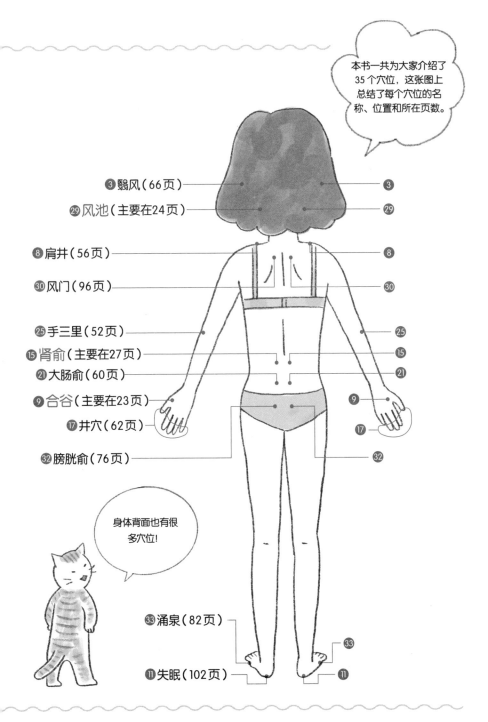

本书一共为大家介绍了35个穴位，这张图上总结了每个穴位的名称、位置和所在页数。

❸翳风（66页）

❸

❷⑨风池（主要在24页）

❷⑨

❽肩井（56页）

❽

㉚风门（96页）

㉚

㉕手三里（52页）

㉕

⑮肾俞（主要在27页）

⑮

㉑大肠俞（60页）

㉑

❾合谷（主要在23页）

❾

⑰井穴（62页）

⑰

㉜膀胱俞（76页）

㉜

身体背面也有很多穴位!

㉝涌泉（82页）

㉝

⑪失眠（102页）

⑪

107

【作者介绍】

高桥德

◎ 医学博士。"德综合诊疗院"院长，美国威斯康星医学院名誉教授。

◎ 1977年毕业于神户大学医学院。后来在医院消化外科接诊患者时注意到，日本过于偏重西医，忽视中医的现状和"自我护理"的重要性。为了进行更深入的研究，他在1988年前往美国深造，曾在密歇根大学担任助手、在杜克大学担任教授，2008年起就职于威斯康星医学院。在美国时，他的主要研究方向是"针灸的作用原理"和"催产素的生理作用"，通过研究了解到催产素才是保持健康的关键。

◎ 2013年，高桥德在故乡岐阜县创办综合医院"高桥医院"，结合西医和中医的优势，为患者提供能够提高自愈力的治疗。2016年，"德综合诊疗院"在名古屋市成立。高桥德还兼任"日本健康创造研究会"会长。

◎ 作品有《用8个穴位治疗30种疾病》《催产素健康法》等。